不安からあなたを解放する10の簡単な方法

——不安と悩みへのコーピング——

著
エドムンド・J・ボーン
ローナ・ガラノ

訳
野村 総一郎
林 建郎

星 和 書 店

Seiwa Shoten Publishers

2-5 Kamitakaido 1-Chome
Suginamiku Tokyo 168-0074, Japan

Coping with Anxiety

10 simple ways to relieve anxiety, fear & worry

by

Edmund J. Bourne, Ph.D.

Lorna Garano

Translated from English

by

Soichiro Nomura, M.D.

Takeo Hayashi

まえがき

現代は「不安の時代」とも言われます。もちろん不安は危険に備え、行動の源泉としても働く重要な心理であって、それ自体が病的な現象ではありません。しかしそれが過剰に、不適切な場面で、しょっちゅう出現すれば、生活に支障をきたすに違いありません。実際にそのような状態に悩む人が非常に増えていることは、精神科や心療内科での不安障害の受診者数の増加からも裏付けられます。

ではそのような過剰な不安に対して、どのような対策が取られるでしょうか。まず不安障害に関する多くの啓発書が出版されています。病院やクリニックに受診すれば、薬や心理療法が行われます。これらはおそらく有効で、意義の深いものと思われます。しかし現代人の不安というのは、本来日常的な生活の中で生じるものであって、専門治療を受ける以前に、またそれと並行して、自分でできる対処法があってよいはずです。不安に係わる生活上の要因というのは多岐にわたります。それに沿う形で不安への対処法も、多彩なものであるべきでしょう。たとえば、物事の考え方、捉え方、生活の姿勢、習慣など実際的な方法論がないものでしょうか？　これまでわが国では、残念ながらこのような期待に応えるノウハウは十分には提示されていませんでした。もちろん不安障害の啓発書などを見ると、学問的な理論や解説は述べられています。また例えば不安神経症に対する自律訓練法のように、学習ビデオを含めて教本が売られている場合もあります。しかし、これらはいかにも「病的な不安」に覚悟を決めて取り組む、といった、やや大仰なイメージがつきまとっています。実際のところは不安への対応法は、特に欧米ではかなり研究されていて、それらから生まれた、専門家が付きっきりで指導する必要性のない平易なノウハウが蓄積されているのです。そのようなノウハウを一括して紹介してくれるような本を探す中で行きついたのが本書です。著者のエドムンド・ボーン先生は長年にわたり不安障害の治療現場で活躍してきた臨床家であり、その臨床経験からの具体的な方法が、実に説得力のある言葉で本書に展開されています。小難しい理屈や、高度な技法などとは無縁ですが、具体的で、しかも本質をついた不安対策が盛り込まれているのです。本書は日常で不安症状に悩む人たちが自分で立ち直るために有効のみならず、すでに不安障害で病院にかかっておられる方にとっても、非常に役に立つものと確信します。

野村総一郎

序　文

現代社会において、不安に悩まされる人の数は年々増加しています。米国では過去1年で全米人口の15％にあたる約4千万人が不安障害に苦しんできました。不安はなぜ私たちの時代にここまで一般化したのでしょう？　特に不安をうながす何かが現代社会にはあるのでしょうか？　歴史を振り返ってみれば、人間は戦争、飢饉、疫病などの困難にさらされてきました。しかし不安は現代に固有の特徴であるかのように見えます。なぜでしょう？

このような不安の蔓延については、少なくとも3つの要素が原因として考えられます。現代生活のペース、生活が拠りどころとする価値観や基準に全体的調和がないこと、そして脱工業化社会が助長する社会からの疎外感です。

現代生活のペースは近年劇的に速くなりました。今から50年前の映画を観ると、当時の人々は間違いなく私たちよりもゆっくりと歩き、ゆっくりと車を運転し、ゆっくりと生活していました。現在の私たちは、自然なからだのリズムに反して常に行動し続けています。休息やあるがままの自分でいる時間を奪われた私たちは、自分自身から引き離され、より多くの不安にさらされることになりました。

速いペースの日常生活のみならず、私たちは社会面、科学技術面、そして環境面などでも前例のない速度で変化を経験しています。現在の環境と社会秩序は、過去50年間でそれ以前の３００年間が経験した以上の変化をとげました。変化の速度は将来も増加するものと思われます。これらすべての変化を吸収し適合するための充分な時間をとらないかぎり、私たちの不安はさらに深まるでしょう。

現代社会の規範はきわめて多元的です。１９６０年以前に見られたような、共有化され、首尾一貫し、社会的合意のある価値観や基準はもはや存在しません。その空白の中で、私たちの多くは独力で生きていこうとしています。しかし、どのような人生を生きるかということの不確実性は、結果として不安に大きな余地を与えてしまいます。メディアが洪水のように送り出す矛盾にあふれた世界観や基準に直面しながら、私たちは自分自身で人生の意義と道徳観を創り出さねばならない責任を負わされているのです。その意義を見出せない多くの人たちは、ギャップの穴埋めを現実逃避、薬物依存などに求めています。このいわば調子外れの状態が、私たちを不安にさせるのです。

安心と安定は、結びつき――つまり自分以外の誰かまたは外的対象と結びついていると感じることから生まれます。不安は、私たちが、自分自身、他人、地域社会、自然、神または至高の存在などと結びついているという感覚を喪失したときに生じます。結びつきが断たれたと感じ、疎外されたと感じると、ほとんどあらゆる対象を安心と健康に対する潜在的脅威として知覚する傾向が私たちの中に生じます。現代生活における不安の根源をたどっていくと、その多くに結びつきの感覚が欠けた状態での脅威の知覚が関与していることがわかります。

脱工業化社会のライフスタイルは、多くの点で疎外感や断絶感の原因をつくっています。歴史的に私たちは、自然との密接な結びつきの中で暮らしてきました。これを、高速道路を使っての通勤、多くの加工食品、遥かかなたの国で生産される輸入衣服、テレビやコンピュータを前に過ごす長い時間などに代表される現代生活と比較してみてください。100年前、人々は、隣人や近くに住む地域社会のメンバーと互いによく知り合って暮らしていました。今日、私たちの多くは家族単位で一戸建てあるいは共同住宅に住み、周囲の人々との交流もほとんどない生活を送っています。私たちは自分の生活のみに熱心なあまり、助けを必要としているかもしれない他人を忘れ（あるいは脅威を感じ）ているのです。私たちの曽祖父母の時代には（あるいは現代でも第三世界の特定の国々では）、子供たちは大家族の一員として育てられていました。これを、両親や兄弟姉妹から離れて暮らし、隔離された核家族の中で子供を育てがちな現代社会、そして50％の離婚率と分断された核家族の間を子供が往来する現代社会と比べてみてください。

こうした例はまだまだあります。私たちの多くは、アルコールから薬物や仕事、養育、金銭、有形財にいたるさまざまな対象への依存症によって、からだとこころが分離されています。そしてメディアが流す私たちに完璧を求めるイメージ（あるいは「正しい」商品選択によって完璧になるというイメージ）は、多くの人が共有する空白感を増幅する役目しかもたない瞬間的満足感、消費至上主義、即物主義などの価値体系を補強しています。私たちの健康管理システムですら厳格な利益中心主義にもとづいて運営され、法人の健康管理機関は株主の利益保護のために、給付金、保険でカバーされる検査、精神療法による治療、その他のサービスを削減しつつあります。こうしたことのすべてが、私たちの不安感、疎外感、無価値感を助長し、悪化させていくのです。さらにはテロリストによるいわれのない攻撃が加わることで、お膳立てがすべて揃ったと言えます。要するに私たちは不安な時代を生きているのです。不安がますます蔓延するのも無理からぬことと言えるでしょう。

「ろうそくを灯すことは、暗闇を呪うことにまさる」という古いことわざがあります。外的世界やメディアが私たちに避難所を提供してくれないのであれば、私たちは自分で自分を守る必要があります。私たちの多くは、自分たちの人生がより平穏で暮らしやすくなるような、簡単な解決方法を求めているのです。本書はそうした解決方法を読者に提供するために企画されました。その目的は、複雑で混沌とした世の中にあって、深い平穏と安定を得るための簡単なツールを読者の皆さんにとり揃え紹介することにあります。不安を追い出し平和な日々を送る方法の習得が個人の利益享受につながるだけでなく、読者が人々の模範となることによって周囲に対しても貢献できるよう願っています。

もくじ

はじめに

この本は、不安に対処するためのガイドブックです。不安は、ほとんどの人が経験しているだけでなく、ストレスが多く複雑化した現代ではその発症が増えつつあると考えられています。米国では、成人人口の約25％が、人生のいずれかの時点で一度は不安による深刻な問題を経験すると言われています。

本書に紹介するのは、あらゆる形の不安と上手に向き合うための実践的な対策です。しかし、この対策を実践する前に、不安そのものの性質について少し研究してみましょう。不安はいろいろな形をとって現れます。あなた自身の不安の特殊性、そして重症度（例えばそれが日常的不安なのか、あるいは特定の不安障害なのか）を理解することは、直面する問題の姿をより明確に浮かび上がらせてくれるはずです。さらに、不安をひき起こすさまざまな原因について知ることも無駄ではありません。不安をともなう問題が一体どこから生まれてきたのか、そしてそれがいつまでも消えない原因はどこにあるのかを理解することで、ここに紹介する対策の中から最適な選択を行うための基準が得られるはずです。

不安の種類

不安の特性をよりよく理解するためには、それがどのようなものか、そしてどのようなものではないのかの両方に注目することが大切です。例えば、不安と恐怖は、いくつかの点で異なります。あなたが何かを恐れている場合、通常その恐怖は近い将来やってくる具体的な外的事象に向けられています。締め切りに間に合うだろうか、試験に及第できるだろうか、あるいは、自分が気に入っている相手から拒絶されないだろうか、などです。一方で、不安を感じる時は、その対象が具体的に何とは特定できない場合が多いはずです。

特定の事象や状況を恐れるかわりに、近い将来起こるとは考えられない可能性の低い危険を想像しているかもしれません。将来への不安、人生を無事、安全に暮らせるだろうかという不安、先行きが不明なまま進むことへの不安、などがあります。あるいは、自分ではどうにもならない不可抗力への不安、取り組まねばならない具体的な問題を前にして、うまくいかないのではないかという漠たる不安、などです。

不安は、あなたの全体に影響を与えます。それは不安が生理的、行動的、心理的反応であり、このすべてが同時に起こるからです。生理的レベルでは、動悸、筋肉の緊張、吐き気、口の渇き、発汗などの身体反応が起こります。行動的レベルでは、行動能力、自己表現能力、特定の日常的問題への対処能力などが障害されます。心理的には、不安とは、懸念と落ち着きのなさの主観的状態を指します。その最も極端な例では、周囲への関心を喪失させ、自分がいまにも死んでしまうのではないか、あるいは気が変になってしまうのではないかといった恐怖すらひき起こします。

不安が生理的、行動的、心理的影響を及ぼすことは、これに対処しようとするあなたにとって重要な意味をもちます。不安の対処計画は、この3つの構成要素すべてを取り込んで完成させる必要があるからです。心理的反応性を低下させる方法、回避行動を取り除く方法、絶えず心配と悩みのもとになるひとりごとを方向転換させる方法などを学びます。

不安はさまざまな形をとって現れ、その激しさも一定ではありません。それは、ちょっとした心配から、動悸、振え、発汗、めまい、失見当、恐怖などをともなう本格的なパニック発作まで、幅広い重症度をもって現れます。特定の状況とは無関係に、突然現れる不安を「浮動性不安」と呼び、また比較的重症の場合を「パニック発作」と呼びます。

特定の状況に対する反応としてのみ起こる不安は、「環境性不安」または「恐怖性不安」と呼ばれます。環境性不安は、現実と釣合いがとれていない非現実的な傾向がある点で、日常的な悩みとは異なります。高速道路での運転、医師の診察、社交などを非現実的なまでに心配するような場合、この環境性不安が該当するかもしれません。そして実際に高速道路を走らない、医者に行かない、人づきあいはしないなど、これらの状況を回避する行動をとり始めると、環境性不安は恐怖症不安となります。言い換えれば、恐怖症不安は、継続的状況回避をともなう環境性不安と言えます。

不安は時として、ある特定の状況を思い浮かべるだけで生じます。困難な状況、あるいはパニック状況に直面したときいったい自分はどうなるかと思い悩むような例を、予期不安と呼びます。予期不安が軽症の場合、日常的心配との違いはありません。心配とは、将来のある状況について不快な結果を予期することと定義されます。しかし予期不安が重くなると、時には予期パニックとなることがあります。

自発性不安（またはパニック）と予期不安（またはパニック）には、重要な相違点があります。自発性不安は、突然やってきて非常に短時間のうちにピークを迎え、その後はゆっくりと治まっていきます。ピークに達するのは通常5分以内で、その後1時間以上をかけて緩やかに漸減します。一方の予期不安は、脅迫的状況に遭遇する、あるいは単にその状況を想起する時点から始まってゆっくりと時間をかけて高まり、より長い時間消えずにとどまります。あることを1時間以上も熱心に心配し、そのあとは、疲れあるいは別の事柄に意識が移ることによって心配は去っていきます。

不安と不安障害の比較

不安は現代社会を生きる上では避けがたいものです。日常生活ではわずかな不安をもって反応することこそ、適切かつ合理的な場合が多いことを理解しておいてください。損失や失敗の恐れがある日常的課題にまったくあなたが不安を感じないとすれば、それこそ何か問題があると言えるでしょう。本書は、普通の、正常とも言える不安反応の経験者（言い換えればほとんどの人）と、特定の不安障害に対処する読者を対象に書かれています。運動、リラクセーション技法、そして栄養バランスのよい食事などを日常生活にとり入れ、ひとりごと、誤った信念、自己養育、ライフスタイルの簡素化などに注意していれば、対処する不安の性質や大きさにかかわらず、あなたの人生はより不安の少ないものとなります。

7つの主要な不安障害

不安障害は、日常的な普通の不安とは違って、より激しく（例えばパニック発作）、より長く（ストレスの多い状況が過ぎ去ったあとも1ヵ月持続する不安がある）、生活上の障害となる恐怖症につながる恐れがあります。精神医学の専門家によって認められている特定の不安障害には、下記のものがあります。

パニック障害

パニック障害の特徴は、急性で激しい不安が突然襲ってくる点にあります。このような発作が最低でも月に一度はあり、またいつそれが再び襲ってくるかわからないことへの心配もともないます。パニック発作は、心臓発作、急性疾患、気が変になることなどへの非合理的な恐怖とともに起こることがあります。この障害から抜け出せない人にとって、パニックはゾッとするほど恐ろしいものなのです。

広場恐怖

広場恐怖は、安全または安全と思われる場所（例えば自分の家）から遠く離れている状況や、またはそこから抜け出すことが困難な状況（例えば高速道路でのドライブや、食料品店でのレジの順番待ちなど）の知覚からパニック発作を起こすことへの恐怖が特徴です。このような恐怖は、さまざまな状況からの回避行動につながります。

社会恐怖

社会恐怖とは、他人の視線にさらされたり人前である役割を演じなければならない状況におかれた際の、誇張された当惑と屈辱を指します。通常それは、その状況からの部分的または完全な回避につながります。仕事上の打ち合わせ、クラスでの意見発表、パーティや社交的集まり、新たな人間関係、さらには公衆トイレに入ることも恐れるようになります。この恐怖はさまざまな形をとって現れます。

特定の恐怖症

特定の恐怖症とは、ある特定の対象や状況（クモ、水、雷をともなう嵐、エレベーター、飛行機による旅など）への強い恐怖とその回避を言います。

全般性不安障害

全般性不安障害は、ふたつ以上の問題あるいは活動（例えば仕事と健康）に対し、最低6ヵ月以上持続する慢性の不安と悩みをともなう障害です。筋緊張や動悸などの生理的症状が共通してみられます。パニック発作や恐怖症はともないません。

強迫性障害

強迫性障害の特徴は、繰り返し現れて頭から離れない強迫観念（反復的な思考）、あるいは時間を浪費しひどい苦痛をもたらすほどに重度な強迫行為（不安を払いのけるための儀式的行為）またはその両方が同時に起こることにあります。この障害によくみられるふたつの行動に、絶え間なく手を洗うことと反復的にものごとを確認することがあげられます。

心的外傷後ストレス障害

心的外傷後ストレス障害では、急激な心的外傷（自然災害、襲撃、強姦、事故など）後の不安またはその他の持続性症状（例えばフラッシュバックや感情の麻痺）が生じます。第三者の死または負傷の目撃を契機に発症することもあります。

具体的な不安障害の診断基準は、米国精神医学協会（ＡＰＡ）により制定されたＤＳＭ-Ⅳ（精神疾患の分類と診断の手引き）と呼ばれる、精神科医療の専門家のあいだで使われている診断マニュアルにも記載されています。個々の不安障害に関するより詳細な記述および治療指針は、*The Anxiety and Phobia Workbook*（Bourne, 2000）の第1章を参照してください。

不安の原因

一般に、不安症状には非合理的で不可解なものが多く見受けられます。なぜでしょうか。

不安のさまざまな原因を具体的に検討する前に、念頭においていただきたい注意点がふたつあります。一点目は、原因を知ることが不安という問題の形成に洞察を与えはするものの、個別の問題の克服にこうした知識は必要ではないということです。本書に紹介したリラクセーション、現実的思考、脱感作、運動、食事、自己養育などのさまざまな不安への対処法は、根本的原因の知識のあるなしにかかわらず効果的なものです。原因についてあなたがどれだけ多くのことを知っていようとも、その知識が必ずしも治癒をもたらすものではありません。

二点目は、日常的不安や不安障害にはあるひとつの主要な原因がある、またはひとつの類型があるといった考えには要注意ということです。いまあなたが直面している問題が日常的な不安であれ、就職試験の面接への懸念であれ、あるいはまたパニック障害や強迫性障害であれ、それさえ取り除けば問題が解決するといった原因は存在しないことを認識しておいてください。不安にまつわる問題は、さまざまなレベルから数多くの原因によってもたらされます。さまざまなレベルとは、遺伝、生物学、家族的背景、養育、条件づけ、人生における最近の出来事、ひとりごと、個人的信念、感情の表現能力、現在の環境ストレスなどを指します。

不安障害の専門家によっては、単一原因説をとる人もいます。このような仮説は不安障害を過度に単純化し、ふたつの誤った推論をもたらします。すなわち、生物学的誤見と心理学的誤見です。

生物学的誤見では、ある特定の種類の不安障害を脳内または体内の生物学的あるいは生理学的な不均衡に起因するものと仮定します。例えば最近では、強迫性障害同様パニック障害の原因を脳内における何らかの不均衡に求め、生物学的レベルに狭く限定する傾向があります。不安、特に不安障害に脳の機能不全が関与する可能性があることがわかれば、それはとても有益なことで、こうした障害の治療によい影響を及ぼすでしょう。しかしだからといって、不安や不安障害が生理学的原因のみに起因する障害とは言えないのです。いったい何がその生理学的障害そのものをひき起こすのかという疑問が残ります。おそらく、心理的葛藤や抑圧された怒りから生じる慢性のストレスが特異的な脳内不均衡を生じ、その結果パニック発作や全般性不安障害をひき起こすと思われます。そして心理的葛藤や抑圧された怒りの原因は、その大部分が個人の受けた教育にあります。どのような脳の障害も、根本的にはストレスやその他の心理学的要因に起因する可能性があるのですから、生理学的不均衡が、不安あるいは不安障害の唯一の（あるいは主要な）原因と仮定するのは、誤った考えなのです。

心理学的誤見も、反対方向に同じ誤りをおかしています。それは例えば、無関心な両親によって無視され虐待されて育ったことが、根深い不安感または恥辱感を形成し、恐怖症的逃避または成人になってもなお生じる不安の原因となったり、社会恐怖や全般性不安障害の原因をつくると仮定するようなものです。現在あなた自身が抱える問題の原因には、家族的背景が重要な影響を及ぼしているという仮説は正しいかもしれません。しかしそこに唯一の因果関係を求めることは合理的と言えるでしょうか？　これは必ずしも正しい考えとは言えません。そのような仮説に立てば、遺伝的そして生物学的要因が関与する可能性を見逃すことになります。どのみち、正常に機能しない家庭に育った子供がみな不安障害を発症するとは限らないのです。そして良好な子育てによって成長した子供といえども不安障害を発症する場合があります。不安にともなう問題、特により重度の不安障害にともなう問題の多くは、不安に対する遺伝的素因と、幼児期に恥辱感や不安感を助長させた環境の両方が生んだ結果なのです。また不安にともなう問題は、現在のあなたのライフスタイルに関わる多くの要因、そして最近あなたが経験したストレスなどによっても生じる可能性があります。

要約しますと、脳内の不均衡あるいは心理学的障害のいずれか一方にのみ問題の原因を求める考えに立つと、気質と養育が相互に作用し合うという事実を無視することになるのです。確かに脳内の不均衡は遺伝によって原因が作られますが、ストレスや心理学的要因がそれをひき起こすことも事実です。その一方で心理学的障害は、もって生まれた生物学的素因に影響される可能性がありま す。どちらが先か、あるいはどちらが「最終的な」原因かを決定する方法はありません。同様に不安、パニック、悩み、恐怖症などを克服する包括的アプローチを、生理学的または心理学的原因のいずれかの治療に限定することも不可能です。生物学、行動、感情、精神、対人関係、そしてスピリチュアルなものまでを含むさまざまなレベルでの戦略が必要になります。本書では、一貫して不安克服の多面的アプローチをとっています。

不安による問題の原因は、それが発生するレベルによって異なるばかりではなく、影響を及ぼす時期によっても異なります。人生のさまざまな時期に始まる代表的な原因について以下に述べます。

長期誘発原因

これは、のちの人生で生じる不安による問題を、誕生あるいは幼児期から決定づける素因です。遺伝、不完全な子育て、あるいは幼児期の心的外傷や虐待（例えば、親による無関心、拒絶、過度の批判、過度の懲罰、過度の用心深さ、アルコール依存症、身体的および性的またはそのいずれかの虐待）などがあります。

最近の状況的原因

例えば、パニック発作または広場恐怖などの発症をひき起こす出来事（イベント）を指します。過去1、2ヵ月間に高まったストレスのレベル（あるいはそれ以上の期間をかけて蓄積されたストレス)、重大な喪失、重大な生活上の変化(例えば大規模な引越し、転職、結婚)、病気、気晴らしが目的の麻薬(特にコカイン、アンフェタミン、あるいはマリワナなど)使用などを指します。

継続原因

継続原因とは、現在の行動、態度、ライフスタイルの中で、発生した不安を継続させる要因を言います。継続原因にはさまざまなものがあり、筋肉の緊張、不安なひとりごと(「もしも」的な考え)、自分や他人、そして人生に対する誤った信念、恐怖あるいは恐ろしいと思う状況の継続的回避、運動や動作の欠如、カフェイン、砂糖、ジャンクフードのとりすぎ、自己養育技術の欠如、過度に複雑なライフスタイルと環境、習慣的悩みにふけること、自信や自己信頼の低下(不安を「管理」しようとするよりも、自分を不安の「犠牲者」と考えてしまうこと)などを含んでいます。

神経生物学的原因

神経生物学的原因とは、現在体験している不安の経過や強度を直接左右する脳内の状態を言います。下記の項目が含まれます。

- ある種の神経伝達物質、特にセロトニン、ノルアドレナリン、GABAなどの欠乏または不均衡

- 特定の脳構造、特に扁桃体と青斑の過剰な反応性
- 前頭または側頭皮質などの高次な脳中枢からの、過剰な反応性に対する不充分な抑制または「制動力」

不安に影響を及ぼす脳の不均衡についてのより詳細な説明は *The Anxiety and Phobia Workbook* (Bourne, 2000) の第2章を参照してください。

継続原因の解決方法

基本的に本書では、前述の3番目にあげた継続原因への対策を紹介します。そこに挙げられた継続原因のすべてとその他の原因も含めての対策と解説です。精神、行動、脳の三者は互いに作用し合っていますから、本書で述べる事柄は神経生物学的原因とも間接的に関連します。長期誘発原因は、変えることが最もむずかしい原因です。遺伝子工学が未発達なこと、そしてＤＮＡ構造の直接的変更が困難なこと（将来は確実に可能となるでしょう）などから、現時点で私たちの遺伝子を変えることは不可能です。しかし、遺伝的疾病素質への対処方法を変えることは可能です。この点で読者の皆さんを支援するのが本書の目的なのです。不完全な子育てを経験したからといって、あなたが子供の頃に起こったことを変えることはもはやできません。しかし幼児期に受けた心的外傷や

虐待の及ぼす影響について、関連書物を読んで学んだり（巻末に記載した参考文献の項を参照）、優れたセラピストが施す精神療法などによって対策を講じることができます。

不安によって生じる問題の「最近の状況的原因」は、すでに起こってしまったことです。しかし本書に述べる対応策によって、最近のストレスのみならず長期的なストレスとより上手につきあうことができるでしょう。人生における過去のストレス、そして最近あるいはいま発生しつつあるストレスの管理が可能になることで、毎日の不安、悩み、そして特定の不安障害へのよりよい対処が実現できます。

薬の役割

本書が対象としない介入方法のひとつに、薬物療法があります。本書は、不安を克服するための最新かつ簡単な対処方法を数多く読者に紹介することを目的としています。処方薬の利用は自助手段ではなくむしろ医師の専門知識に頼る方法ですので、本書の対象範囲からは除外しました。しかし処方薬は不安に苦しむ人々、特にパニック障害、広場恐怖、強迫性障害、外傷後ストレス障害などの、重度の不安障害の治療に幅広く用いられています。不安障害の治療には、薬が一般に広く用いられていることは明記しておかねばなりません。

不安障害を治療する専門医や毎日を不安に苦しめられている人にとって、薬物療法は重要な問題です。治療薬の使用については、一般論として語ることはできません。薬物療法が是か非かの決定は個々の症例で異なり、同じものはふたつとないからです。通常であれば、日常的な不安や悩みに処方薬の服用は必要ありません。普通あるいは軽度の不安ならば自然な方法で解消できます。ストレスを減らすために生活や環境を簡素化すること、休養やリラクセーションに充分な時間をかけること、習慣的に行う有酸素運動、積極的な栄養の摂取と適切なサプリメントによる栄養補給、ひとりごとや基本的信念の変更（強迫的な考えを減らし、ゆとりのある生活態度を目指す）、友人・家族からの支援を得る、などの総合的健康プログラムの実行によって、かなりの数の人々が薬の服用を避け、あるいは現在服用中の薬を中止することができるはずです。

あなたの不安症状が比較的軽度であれば、上記のアプローチが充分有効です。「軽度」という表現は、その問題が仕事や大切な人間関係を維持する上で障害とはならない程度を意味します。さらに言えば、その問題が重大で継続的な苦悩をひき起こさない程度のことです。

一方、不安によってより重大な問題が生じるのであれば、薬物療法があなたの治療の中心となるでしょう。特にパニック障害、広場恐怖、重度の社会恐怖、強迫性障害、外傷後ストレス障害などで悩んでいる人にはこれがあてはまります。「重度」という表現は、不安があなたを混乱させ、仕事につくことあるいは仕事を処理することが困難（そのために仕事が中断することも含む）になるような状態を言います。そしてまたこの状態では、目覚めている時間の50％以上を不安による苦悩が占めるようになります。それは単なる苛立ちや不快感以上のもので、時にあなたを打ち負かすほどの影響力をもつものです。

もしあなたの不安が中等度から重度の範囲であれば、パキシル、ゾロフト、セレクサ、ルボックスなどのＳＳＲＩ（選択的セロトニン再取り込み阻害薬）による薬物療法が役に立つかもしれません。他にも、ブスパーやニューロンティンなども有効でしょう（訳注：日本では今のところパキシル、ルボックスもしくはデプロメールのみ処方可能）。恐れや信条から薬物療法を拒むのは、症状が重度である場合には障害となります。不安が重度であり混乱をひき起こす場合、それが根づいて慢性化してしまう前に薬で早期に治療しておくことが大切です。しかしあなたの不安が軽度から中等度の範囲であれば、この本に紹介した手法を使って、自分で不安を克服することができるでしょう。

どのような場合に薬物療法が適切と考えられ、どの薬が適切かの詳細については、*The Anxiety and Phobia Workbook*（Bourne, 2000）の第17章を参照してください。

第1章
からだをリラックスさせる

この章では、以下の項目について学びます。

- 不安のもとになる筋肉の緊張を見分ける方法
- 襲ってきた不安をやわらげるための漸進的・受動的筋肉リラクセーション法
- キューコントロールド・リラクセーション法の利用

- 不安を大きくさせる呼吸パターンを見分ける方法
- 過換気や息切れなどの不安症状を克服する腹式呼吸法
- 簡単なヨーガ運動

すべてはあなたの頭、腕、足、下肢、手にあります

不安は時として身体症状の集合となって現れます。事実、不安に悩む人の多くが息切れ、筋肉の緊張、過換気、動悸などの不穏な身体感覚を訴えます。こうした症状が不安の原因となる考えを補強するのです。ここでは不安が単なる身体的状態のひとつにすぎないと考えてみましょう。この状態はどのような症状をとって現れるのでしょうか。そしてそれがあなたの健康感にどのような影響を与えるのでしょう。それに対してあなたはどのように反応しているのでしょうか。これらの身体症状は、抑えることができない不随意反射運動のように見えるかもしれません。しかし、実際にはそうしたものではありませんから安心してください。訓練によって不安が及ぼすからだへの影響をくいとめ、その影響から自分自身を解放することができるのです。

漸進的筋肉リラクセーション法

漸進的筋肉リラクセーションは、からだの筋肉をグループごとにリラックスさせてゆくことにより不安をくいとめる簡単な方法です。その有効性がシカゴの医師エドムンド・ジェイコブスン(Edmund Jacobson)によって実証されたのは、今から数十年も前になります。1929年、彼はのちに古典的著書となる*Progressive Relaxation*（漸進的弛緩法）を出版しました。その中で彼はこのリラクセーション技法について、これを実践するには想像力や意志の力、あるいは暗示の助けなどは要らないとしています。彼の考案した技法は、不安を誘発する考えに対し、からだが筋肉の緊張で反応するということを前提にしています。この筋肉の緊張がさらに不安を誘発し、悪循環を呼びます。要はこの筋肉の緊張を解消し、循環を断ち切ればよいのです。「不安なこころはリラックスしたからだに宿ることはできない」とジェイコブスン博士は言っています。

「締めつけられる感じ」

あなたの不安が筋肉の緊張を強くともなう場合は、漸進的筋肉リラクセーションがとても効果的な解決方法となるでしょう。この筋肉の緊張には、俗に言う「締めつけられる感じ」あるいは「緊張している」などの表現があてはまります。こうした状態では、例えば肩または首に慢性の凝りを感じるかもしれませんが、漸進的筋肉リラクセーションの実践でその凝りを効果的にとることができます。その他にも漸進的筋肉リラクセーションに有効な反応を示す症状には、緊張性頭痛、腰痛、顎の筋肉や眼の周辺の筋肉の凝り、筋肉のけいれん、高血圧、不眠症などがあります。次から次へと考えが浮かんで困るような場合には、意識的に筋肉をリラックスさせることにより、こころを落ち着かせることができるでしょう。あなたが抗不安薬を服用しているのであれば、漸進的筋肉リラクセーションの日常的な実践で、薬の量を減らせるかもしれません。

筋肉が損傷している場合

緊張をほぐす筋肉群に損傷がないかぎり、漸進的筋肉リラクセーションに禁忌はありません。もし損傷がある場合は、漸進的筋肉リラクセーションを行う前に医師に相談してください。

漸進的筋肉リラクセーション法

漸進的筋肉リラクセーション法では、からだの16の筋肉群を次々に緊張・弛緩させます。それぞれの筋肉群を約10秒間緊張させ（緊張しすぎて力んではいけない）、次にその緊張をパッと解きます。その後は、筋肉の緊張状態と弛緩状態との違いを意識しながら、15～20秒そのままリラックスして次の筋肉群に移ります。

《漸進的筋肉リラクセーション実践上の注意事項》

少なくとも1日20分間行うこと。1回20分のセットを2回行うことが最も望ましいのですが、汎化（ゼネラリゼーション）作用を得るためには、1日20分の実践は最低限必要です。「汎化」というのは、毎日の漸進的筋肉リラクセーションを2、3週間行ったあとに、一度のリラクセーション効果がその日の終わりまでまたは少なくとも数時間持続するようになることを言います。1回30分のセットから始めてもよいでしょう。慣れるにしたがって、リラクセーション反応を得るまでの時間が減っていくはずです。

静かで気の散らない場所を選んで行う。これはとても大切なことです。リラクセーション中に電話が鳴ったりしないように準備してください。周囲の騒音が気になるようでしたら、必要に応じて扇風機やエアコンなどをつけ、音を紛らわせます。

決まった時間に行う。通常は眼が覚めたとき、就寝前、食事前などが理想的な実践の時間です。定期的に毎日行うリラクセーションによって、汎化作用が得やすくなります。

空腹で行う。食後の消化活動は深いリラクセーションを乱しがちです。

快適な姿勢で行う。頭部を含むからだ全体が支えられるような姿勢を選びます。ソファに座るかベッドに横になるのが最良の姿勢でしょう（横になって行うときは、膝の裏側に枕をあてがってもかまいません）。疲れて眠気を催している場合には、横になるよりも座るほうがよいでしょう。眠ってしまうことなくリラクセーション反応を意識的に深く経験するほうがよい結果が得られます。**邪魔になるものは外す。**きつい衣服は緩めておき、靴を脱ぎ、時計、めがね、コンタクトレンズ、宝石などの類は外します。

心配ごとは一切しないと心に決める。その日の心配ごとは、頭の中から排除してください。自分のことだけを考え、すべての心配ごとを忘れ、精神が安らかになるよう念じます。精神の安静を最優先させることができるかどうかが、リラクセーションの成否を分けます。

受動的で何ものにもとらわれない心構えをとる。これは多分最も重要な要素です。「自然の成り行きにまかせる」態度でのぞみ、リラクセーションがうまくいくかどうかを心配することなく、無理にリラックスしようとせず、からだをコントロールしようとせず、進行状態の良否の判断もしないようにします。重要なことは、成り行きにまかせることです。

力まずに緊張させる。筋肉群を緊張させるときは7〜10秒のあいだ力まずに集中して行います。1秒を数えるのに、「1000と1、1000と2」と勘定してもよいでしょう。

いまからだに起こりつつあることに意識を集中する。それぞれの筋肉群に高まる緊張を感じとってください。緊張しつつある筋肉群を視覚的に想像することも有効です。

一気に解き放つ。 緊張させていた筋肉群を弛緩させるときは、一気にパッと弛緩させ、リラクセーションを楽しんでください。次の筋肉群の緊張に移るまえに、少なくとも15〜20秒リラクセーションの広がりを保ちつづけます。

リラクセーションの言葉を繰り返す。 筋肉を弛緩させたあと次の筋肉群に移るまでのリラクセーションのあいだは、「ただいまリラックス中」、「解き放つ」、「緊張を押し流そう」などの言葉をこころの中で繰り返してください。

筋肉への意識の集中を途切らせない。 漸進的筋肉リラクセーションを行っている最中は、筋肉への意識を集中し続け、他の部位へ注意が行かないようにしてください。

漸進的筋肉リラクセーション運動

静かな場所でからだをゆったりとソファかベッドに落ち着けて、以下の順に運動を行います。

①まず深呼吸を3回、腹式呼吸で行います。息を吐くときには、ゆっくりと吐いてください。吐く息とともにからだ中の緊張が流れ出てゆく様をイメージします。

②こぶしを握ります。握ったまま7〜10秒間維持してください。次にこぶしの力を一気に抜いて弛

緩し、15〜20秒間リラックスします。この秒数は以下のすべての運動に適用します。

③前腕を肘から曲げ、こぶしを握り肩へ向けてもち上げます。次に両腕とも上腕二頭筋で力こぶをつくります。そのまま緊張を維持してから弛緩しリラックスします。

④腕をまっすぐに伸ばし、上腕の裏側にある三頭筋を緊張させます。そのまま緊張を維持し弛緩してリラックスします。

⑤眉毛をできるだけ吊り上げ、額の筋肉を緊張させます。そのまま緊張を維持し弛緩してからリラックスします。リラックスしながら額の筋肉が滑らかでぐったりとなっていく様をイメージしてください。

⑥両目をきつく閉じて、眼の周囲の筋肉を緊張させます。そのまま緊張を維持し弛緩してリラックスします。深いリラクセーション感覚が眼の周辺に広がっていく様をイメージしてください。

⑦口を一杯に広げ、顎のちょうつがい周辺の筋肉を緊張させます。そのまま緊張を維持してから弛緩しますが、唇は互いにあわせず下顎をだらりと下げたままでリラックスします。

⑧首が背中につくくらい後ろへそらし、首の後ろ側の筋肉を緊張させます（損傷を避けるため、この部分の筋肉運動は穏やかに行います）。首の筋肉にのみ意識を集中してください。そのまま維持してから弛緩し、リラックスします。この部分の筋肉は通常凝っていることが多いので、緊張と弛緩のサイクルを2回繰り返してもよいでしょう。

⑨深呼吸を2、3回行い、頭部が当たる面（椅子の背や枕など）に頭が沈みこんでいくような重さをイメージして神経を集中します。
⑩両肩を耳が触るくらいまで持ち上げて、そのまま維持してからリラックスします。
⑪左右の肩甲骨が向きあうように胸をそらせ、肩甲骨の緊張をそのまま維持してから弛緩しリラックスします。この部分の筋肉は凝っていることが多いので、緊張・弛緩のサイクルを2回繰り返してもよいでしょう。
⑫胸の筋肉へ移ります。深く息を吸い込んで胸の筋肉を緊張させ、約10秒間そのまま止めてから、ゆっくりと吐き出します。胸の中のすべての余分な緊張が吐く息とともに流れ出ていく様をイメージしてください。
⑬おなかの筋肉をぐっとへこませ、そのまま維持してから弛緩しリラックスします。リラクセーションの波が腹腔内に広がっていく様をイメージしてください。
⑭腰をそらせ筋肉を緊張させます（腰痛がある場合は、この運動をはぶいてもかまいません）。そのまま維持してから弛緩しリラックスします。
⑮お尻を互いにひきよせて筋肉を緊張させます。そのまま維持してから弛緩しリラックスします。お尻の筋肉が解放されて、グッタリとしていく様をイメージします。
⑯両方のふとももを互いに押し合います。大腿部の筋肉は骨盤につながっているため、お尻の筋肉も

同時に緊張させたほうがやりやすいかもしれません。そのまま維持してから弛緩しリラックスします。筋肉が、滑らかに完全にリラックスする様をイメージしてください。

⑰つま先を膝へ向けてそらし、ふくらはぎの筋肉を緊張させます（こむら返りを起こさぬように注意してください）。そのまま維持してから弛緩しリラックスします。

⑱つま先を伸ばし、足の裏の筋肉を緊張させます。そのまま維持してから弛緩しリラックスします。

⑲頭の中でからだ全体をチェックし、どこかに緊張が残っていないかチェックします。緊張を感じる部位には、緊張・弛緩運動を2、3回繰り返してください。

⑳頭のてっぺんからつま先まで、すべての筋肉群を通過するリラクセーションの波がゆっくりとからだ全体に広がっていく様を想像してください。

漸進的筋肉リラクセーションは、最初のうちは1回に20分から30分くらいかかるでしょう。しかし訓練をつむことで、この時間を15分から20分に短縮することができます。最初のうちは以上の手順をカセットテープに録音しておき、それを聞きながら行ってもよいし、あるいは市販の漸進的筋肉リラクセーションキットを購入してその指示に従って行う方法もあります。人によっては、いつもテープを利用したほうがよいという意見もありますが、この運動を始めてから2、3週間たてばすべてが頭に入るので、何も使わないほうがよいという意見もあります。

受動的筋肉リラクセーション法

漸進的筋肉リラクセーションの代替方法として、筋肉の積極的な緊張・弛緩を必要としない、受動的筋肉リラクセーションがあります。漸進的筋肉リラクセーションのほうが、からだの緊張に対しては僅かながらより「強力な薬」ですが、受動的筋肉リラクセーションも有効な手段であることに変わりはありません。

受動的筋肉リラクセーション運動

まず2、3回の深呼吸から始めます。いま自分が椅子に腰掛けていようとベッドの上であろうとかまいません。その場でゆったりとくつろいだ姿勢をとってください。この運動を行うあいだは、その日の心配ごとや気にかかることを一切忘れて、誰にも邪魔されないようにします。からだの各部をリラックスさせます。まずは足首から下の部分です。足首から下が緊張から解放され、リラックスする様をイメージしてください。余分な緊張が、排水口から流れ去っていくイメージです。そしてリラクセーションをふくらはぎに移動させます。ふくらはぎの筋肉が解きほぐされ、弛緩し解放されます。ふくらはぎに感じるあらゆる緊張を、滑らかにすばやく流し去ります。ふくらはぎが充分リラックスしたら、ふとももに移ります。ふとももの筋肉が完全に解きほぐされ、弛緩して解放されます。腰からつま先までの下肢が、徐々にリラックスしてくるのが感じられるはずです。そしてリラックスするにつれて下肢の重さが増してくるのを感じるでしょう。リラクセーションをさらに続けます。今度は臀部です。あらゆる余分な緊張が分解されて流れ去ります。そして次に腹部のリラクセーションです。腹部に感じるすべての緊張と不快感を解き放ちます。深いリラクセーション感覚が胃の周辺から胸部に広がっていきます。胸部にあるすべての筋肉が解きほぐされ、弛緩し解放されます。胸部の緊張感が完全に解けるまで、胸の中に残る余分な緊張感を吐く息とともに吐き出します。リラクセーション感覚が、胸・腹・下肢の各部に深く浸透していくにしたがって、その心地よさを余裕をもって楽しむことができるはずです。そして肩に移ります。静かで深いリラクセーション感覚が、肩の周辺の筋肉に広がるのをイメージしながら、肩を下げて完全にリラックスさせます。次はリラクセーション感覚を肩から上腕・肘・前腕・手首と広げ、最後に手に移ります。腕全体をリラックスさせながら、リラクセーション感覚を楽しみましょう。心配ごとや不愉快なことはいますぐ忘れて、リラクセーションをさらに深めることだけを考えるようにします。そしてリラクセーションは首に移ります。首の周辺にあるすべての筋肉が解きほぐされ、弛緩し解放されます。こんがらがった紐がほどかれていく様をイメージしてください。やがてリラクセーションは顎へと移動します。下顎をリラックスさせて、リラクセーションを眼の周辺に移動させましょう。眼を完全にリラックスさせて、眼の周辺のあらゆる疲労と緊張を消し、流し去ります。そして額のリラックスも行います。額の筋肉が滑らかに伸びていき、完全にリラックスします。背もたれやベッドなどの頭がのっている部分にリラックスした頭の重さを感じてください。リラクセーションをからだ全体で楽しみながら、静けさと平和の中へ深く深くあなた自身を漂わせます。完全な静寂と平穏に包まれた、深い場所へと降りていってください。

無緊張リラクセーション法

漸進的筋肉リラクセーションを繰り返し練習し慣れるにしたがって、筋肉の緊張を感じとりそれを解き放つ技術に習熟するはずです。いまからだがどのような状態にあるかを敏感に感じとることができるようになり、リラクセーションを行うときに各部位の筋肉と意識的にコンタクトする必要がなくなります。その代わりに、腕・頭と首・肩と胴体・下肢の４つの筋肉群の順にからだをスキャンしてどこかに緊張を感じたら、漸進的筋肉リラクセーション運動の手順の、緊張を維持したあとのステップ――弛緩するステップ以降だけを実行します。意識を集中し、リラックス感覚を確実に感じとってください。からだの筋肉が完全にリラックスしたと感じるまで、上記４つの筋肉群に繰り返し働きかけます。どうしても緊張が解けない箇所は、一度その筋肉または筋肉群を意識的に緊張させてから弛緩します。無緊張リラクセーション法は、過度の緊張で筋肉痛を悪化させたくない場合にも有効です。

キューコントロールド・リラクセーション法

キューコントロールド・リラクセーションとは、暗示の言葉と腹式呼吸の組み合わせによって、好きなときに筋肉をリラックスさせる方法です。始めるにあたっては楽な姿勢をとり、無緊張リラクセーション法を用いて緊張をできるだけ解きます。呼吸を繰り返すたびに、腹部に意識を向けます。ゆっくりと規則的に呼吸してください。ひと呼吸ごとにどんどんリラックスしていくようイメージします。息を吸うたびに「息を吸って」、息を吐くたびに「リラックス」と自分に暗示します。からだのすみずみにリラクセーションをゆきわたらせてください。暗示の言葉を呼吸とともに繰り返し、5分間この運動を続けます。

キューコントロールド・リラクセーションでは、「リラックス」という言葉をリラクセーション感覚と関連づけ、からだに覚え込ませます。この方法をしばらく実践し習熟してくると、関連づけも強くなってきます。そうなれば、いつどこでも、「息を吸って……リラックス」という言葉を呼吸とともに繰り返し、からだの硬直感を解放することによって、筋肉の緊張を解くことができるようになります。キューコントロールド・リラクセーション法によってストレスを1分以内に解消することも可能になるでしょう。

腹式呼吸

私たちの多くは、自分の呼吸パターンがどのようなものか、呼吸がいかに感情を反映し感情と相互に作用するものかなどについて深く考えることはありません。しかし私たちの呼吸はからだの緊張レベルを直接的に反映しています。呼吸によって不安症状が悪化したり改善したりする可能性もあるのです。もしいまあなたが不安に悩んでいるならば、以下のいずれかの呼吸障害を経験しているはずです。

- 胸の上部だけを使った浅すぎる呼吸。
- 呼吸が速いか過換気で、結果として血流中の酸素量に比べ排出する二酸化炭素量が多すぎる。

あなたの呼吸は速いあるいは遅いのいずれでしょう？　呼吸は深いですか、それとも浅いでしょうか？　呼吸の中心は胸の上部にありますか、それとも腹部にあるでしょうか。そして自分にストレスがかかった状態とリラックスした状態の呼吸の変化も確認してみてください。

胸式呼吸と腹式呼吸

緊張した状態になると、呼吸は通常浅くそして速くなります。呼吸の中心も胸の上部に移ります。浅くて速い胸式呼吸は過換気につながり、さらに過換気は頭がクラクラしたり、めまいや動悸、チクチクとした刺痛感などの身体症状の原因となります。リラックスしているときの呼吸は、腹部を使ったより完全で深いものです。緊張状態にあって腹式呼吸を行うのは困難とされています。あなたの呼吸パターンを胸式から腹式（胃のあたりを使う）へ変えることによりこの循環を逆行させ、呼吸を用いて不安をコントロールしましょう。

腹式呼吸によって、不安を減らしリラクセーションを促す数多くの生理学的活動が始まります。以下に腹式呼吸の利点をいくつかあげます。これらによって深いリラクセーションと不安の低下がもたらされます。

- 脳と筋肉組織に供給される酸素量の増大。
- 副交感神経系の刺激。この神経系統は静止と平穏状態を促す自律神経系で、パニックや不安による生理学的反応と感情の覚醒状態を促す交感神経系とは正反対の作用をもちます。

- 精神と肉体のより大きな一体感。不安や悩みはあなたを頭でっかちにします。数分間の深い腹式呼吸で精神と肉体との一体感が得られます。
- より効率のよい体内毒素の排泄。体内の多くの毒素は肺から排泄されます。
- 集中力の改善。考えごとが一杯で気が散った状態では、注意力を集中させることは困難です。腹式呼吸はあなたのこころを落ち着かせてくれます。
- 腹式呼吸そのものにもリラクセーション反応をひき起こす効果があります。

以下に紹介する方法で、あなたの呼吸パターンを変えることができます。そして、わずかな時間しか必要としないこの運動で深いリラクセーションが得られるでしょう。通常であれば3分ほどの腹式呼吸または沈静呼吸運動で深いリラクセーション状態が誘発されます。これらのいずれかの技法を用いて、いままでに多くの人々がパニック発作を初期の段階で回避することに成功しています。またこうした技法は、恐怖状況を前に生じる予期不安や日常的悩みの低減にも有効です。

腹式呼吸法

①いまあなたの緊張がどの程度かまず確認してください。次に、胸郭のすぐ下あたりの腹部に片手をおきます。

②ゆっくりと深く鼻から息を吸い、肺の奥までできるだけ深く吸い込んでください。腹式呼吸が正しく行われていれば、腹の上においたあなたの手は持ち上がってくるはずです。腹部に比べ胸の動きはわずかな程度に抑えます。

③深く息を吸い込んだらいったん息を止め、その後ゆっくりと鼻または口（どちらでもよい）を通じて息を吐き出します。必ず完全に息を吐き出してください。息を吐き出しながら、ちょうど縫いぐるみ人形の手足のように自分の腕や下肢の力が抜けていく様をイメージして、からだの緊張を解きほぐします。

④この腹式呼吸を10回続けます。できるだけスムーズで一定の呼吸をこころがけます。急に息をのみこんだり、一気に吐き出したりしないでください。ゆっくりと4つ数えながら息を吸って、吐くときにもゆっくり4つ数えると呼吸が穏やかになります。こうして4つ数えながら2、3回呼吸を繰り返し、呼吸が落ち着いたところでカウントをやめます。息を吸ったあとにいったん間をおくことを忘れないようにしてください。

⑤呼吸がゆっくりと落ち着いたところで、20から1まで吐く息とともに逆算していきます。ゆっくりと息を吸って……とめて……ゆっくりと息を吐く（「20」と数える）。ゆっくりと息を吸って……とめて……ゆっくりと息を吐く（「19」と数える）。ゆっくりと息を吸って……とめて……ゆっくりと息を吐く（「18」と数える）。こうして1まで数えていきます。この腹式呼吸中に頭がふらつくようなことがあれば、普通の呼吸法に戻って15～20秒ほど休んでください。そのあと再び開始します。

⑥上記を1セットとして、適宜2、3セット繰り返します。毎回20から1までカウントするのを忘れないでください。5分ほどの腹式呼吸運動で、不安やパニックの初期症状に際立った有効性がみられるはずです。人によっては1から順に20まで数える人もいます。これはどちらでもかまいません。

*沈静呼吸法による運動

沈静呼吸法による運動は古代ヨーガの教義からとりいれられました。深いリラクセーション状態に短時間で到達することを可能にする効率的な方法で、不安症状のもつ勢いをそぐことができます。

*「沈静呼吸法」という言葉は Reid Wilson が開発し、その著書 *Don't Panic: Taking Control of Anxiety Attacks* に詳述されている運動法から名づけられたものですが、ここに紹介する沈静呼吸法は Wilson の運動法とは内容的に大きく異なります。

①腹式呼吸でゆっくりと鼻から息を吸い込みながら5つ数えます（息を吸いながら、いち……に……さん……し……ご、とゆっくりカウントします）。
②息を止めたまま、5つ数えます。
③ゆっくりと5つ（あるいはそれ以上）数えながら、息を鼻または口から吐き出します。息は完全に吐ききるようにしてください。
④息を完全に吐いたら、通常のリズムで呼吸を2回行い、再度上記の①〜③までを繰り返します。
⑤この運動を少なくとも3分から5分続けます。言い換えれば、吸いながら5つ、止めて5つ、吐いて5つ数えるサイクルを、少なくとも10回繰り返します。これを行っているうちに、吸うときよりも吐くときに息が長く続き、5つ以上数えられることに気がつくはずです。5つにこだわらず、好きなだけ長く吐いてください。一度のサイクルを終えるたびに、通常のリズムの呼吸を2回行うことを忘れないようにします。もし頭がクラクラし始めたら、30秒ほど普通の呼吸に戻してから再度繰り返します。この運動中は、できるだけ呼吸をスムーズに、息を飲み込んだり急に吐き出したりしないよう注意してください。
⑥好みに応じて、息を吐きながら「リラックス」、「静かに」、「解き放つ」などのリラクセーション言葉を頭の中で静かに繰り返してもよいでしょう。息を吐きながら、からだ全体を解放するようにイメージします。この運動に慣れてくると、リラクセーション言葉を唱えるだけで、軽いリラクセー

ション作用が生じるようになります。

継続は力なり

腹式呼吸法あるいは沈静呼吸法による5〜10分の運動を、日に2回、少なくとも2週間続けてください。できれば毎日同じ時間にこれを行い、習慣づけるようにしましょう。これによって、不安やパニックの裏にひそむ心理的反応を逆行させることができるようになります。

ヨーガを試してみよう

「ヨーガ」という言葉は、「つなぐ」または「統一する」ことを意味します。定義の上では、精神、肉体、そして生気の統一を促進することがすなわちヨーガです。西欧文化では、ヨーガというと一連のストレッチ体操と考えられがちですが、実際には、ヨーガには非常に広範な生命哲学と複雑な修行体系が含まれています。そしてこの修行体系は、倫理的戒め、野菜中心の食事、よく知られるストレッチ運動や体位、特殊な呼吸運動、精神の集中と瞑想などを含んでいます。ヨーガの修行体位そのものが、健康、柔軟さ、リラクセーションなどを増強するためのとても効果的な方法です。グループでこの体位による運動を行ってもよいでしょう。

多くの人々が、ヨーガの修行によって、精神の平穏ばかりでなく活力と持続力の増進も同時に得られると言っています。ヨーガは、いったん筋肉を収縮した姿勢を保持してから弛緩させるという点で、漸進的筋肉リラクセーション法に似た運動と言えるでしょう。活発な運動と同様、ヨーガも精神と肉体の一体感を直接的に促します。ヨーガのさまざまな体位は、前へ身を屈した状態では精神が屈服している状態、身を後ろへ屈した状態は意志の強化など、それぞれの精神状態を意味しています。ヨーガに興味をもたれたら、地域の健康クラブやコミュニティ・カレッジなどで始めるのが最適でしょう。もしこうした場所でヨーガのクラスが設けられてない場合、自宅でビデオを見ながら行うこともできます。米国ならば、よく知られている *Yoga Journal* 誌に優れた教則ビデオが紹介されています。

近年、ヨーガは不安やストレスの解消法として大きな人気を得ています。本書でも、ヨーガをぜひ試すことをお勧めします。

第2章　こころをリラックスさせる

この章では、以下の項目について学びます。

- こころをしずめる誘導視覚化法
- 将来を心配せずにいまを生きるための基礎的瞑想法
- リラックス音楽の収集

めまぐるしい考え

眼が覚めてから眠りにおちるまで、私たちは途切れることのない精神的雑踏の中にいます。不安がこの傾向を助長すると、自分が常に何かに追いたてられ、さまざまな考えが次から次へと降ってくるように感じます。この章では日常生活で簡単に使える誘導視覚化法と瞑想の技法を学び、こころをしずめて、「いまここにいる自分」に意識を集中できるようにします。西欧人の中には、リラックスしたこころの平穏を求めるためにあらかじめ計画を立て、毎日これを実行するという考え方を奇異に感じる人もいるでしょう。しかし本書に紹介する技法のいくつかは、数百年の歴史をもち、世界中で実践されているものです。言い換えればそれは効果があるということになります。この章に紹介する簡単な技法を習得することで、幅広い安心感と不安に対する防御が得られると思います。

想像すること

イメージとは、考えに形を与えるひとつの方法です。あなたが想い描く視覚的イメージは、意図的で自覚的な意志とは無関係に行動や精神状態に深く影響を与えます。不安の苦しみにあるときには、自分がこの上なく悲惨な状況にいることや、不安をかきたてる状況を想像しがちです。あたかもアルフレッド・ヒッチコック監督の映画の主人公のように、迷路を果てしなくさまよい続けるような気持ちになることでしょう。想像力の及ぼす作用はかなり前から認識されていて、確実に大きな力をもつことが知られています。しかし想像力が不安の源泉となる一方で、それがリラクセーションの道具としても使えることを念頭においてください。

誘導視覚化法

誘導視覚化法とは、心的イメージを意図的に使って行動や考え方のみならず内的な生理状態さえも変容させようとする方法です。不安の予防策として、視覚化または精神的感覚の印象を意識的に作り上げるのです。誘導視覚化法を実践するときは、眼を閉じて、静かで穏やかなシナリオを想い浮かべます。サスペンス映画ではなく、こころの平穏を求める精神的な映画の俳優になることで、不安症状の軽減が促されます。以下に2種類の誘導視覚化法を紹介します。緊張していたり、何かが気になって考えがまとまらない時などに試してみてください。

誘導視覚化法をうまく使いこなすには、まずリラックスした状態で予行練習することが大切です。視覚化そのものにも本質的にリラックス効果がありますが、始める前に1、2分ほど腹式呼吸を行ってからだをリラックスさせるとなおよいでしょう(第1章を参照)。リラックスした状態だとイメージがよりいきいきと感じられ、それによって深い視覚化の効果が得られるはずです。最適の効果を得るためには、誘導視覚化用のテープを自分の声で録音するか、または誰か（あなたにとって快い響きの声の持ち主がお勧めです）にテープ録音してもらうとよいでしょう。テープを流しつつ誘導視覚化法を何度か繰り返すうちに、録音に頼らずに実践できるようになります。あるいは継続してそのままテープを流しながら実践してもよいと思います。

誘導視覚化法実践のガイドライン

①楽な姿勢をとり、きつく感じる衣服などの障害物を外して、頭を何かに乗せて支えます。
②予め周囲が静寂で、邪魔が入らないことを確認してください。
③誘導視覚化法を開始する前に少しリラックスします。1、2分の漸進的筋肉リラクセーションまたは腹式呼吸がお勧めです。
④視覚化でリラックスしたあとは、以下の言葉とともにこころを覚醒状態に戻します（視覚化用のテープの最後にこれを録音しておいてもよいでしょう）。

「じきにあなたは目覚めます。いまから5つ数えますから、注意して聞いていてください。5つめのカウントで眼を開きます。あなたはすっかり目を覚まし、気分も爽快になります。ひとつ……だんだんに目覚めていきます。ふたつ……さらに目覚めていきます。みっつ……眼が覚めるにつれて手や足が動き始めます。よっつ……もうほとんど目が覚めています。そしていつつ……さあ眼を開けてください。完全に眼が覚めました。気分は爽快です」

⑤視覚化をすませたら立ち上がります。完全に目を覚ますまで少し歩き回ってみましょう。
⑥視覚化の終了後は、少なくとも10分間は運転など複雑な協調を必要とする活動は控えてください。

誘導視覚化法――浜辺

あなたはいま木でできた長い階段を、目の前に広がる美しい浜辺に向かってゆっくりと降りていきます。見渡すかぎり広がる浜辺には、ひと気がほとんどありません。砂は非常に細かく乾燥していて、白っぽく見えます。砂浜に降りたところで、あなたはその砂の感触を裸足の指で確かめます。この美しい砂浜にそって、ゆっくりと歩くのはとてもよい気分です。波の打ち寄せる音が耳に心地よく響き、すべてを忘れさせてくれます。寄せては引く波に眼を向けましょう。それはゆっくりと押し寄せ、互いにぶつかりあい、そしてまたゆっくりと引いていきます。海はとてもきれいな青みがかった色をしていて、見ているだけでこころが休まります。水面をはるかに見渡すと水平線が見えます。水平線を視界のかぎり左右に追うと、両端がわずかに下がり、地球の丸いことがわかります。浜辺から数キロ離れた海上には、一隻の小さなヨットが水面を滑るように帆走しています。こうした風景が、さきほどよりもさらにあなたをリラックスさせます。浜辺をもっと歩いていきましょう。汐の香りに気がついたあなたは大きく息を吸い込み、そして吐きます。とても気分がよく、さらにリラックスする自分を感じます。頭上に2羽のカモメが、沖に向かって飛んでいきます。翼を広げて風に乗るその姿はとても優雅で、自分も自由に飛ぶことができたらどんなにすばらしいだろう、とあなたは感じます。浜辺を歩き続けるあなたは、さらに深いリラクセーションへと入っていきます。汐風が頬を心地よくなで、暖かな陽の光が肩や首筋に降りそそぎます。温かい液体のような太陽光の感触がさらにリラクセーションを深め、あなたはこの美しい浜辺のすべてが気に入ってしまいました。今日はなんという素晴らしい日でしょう！　やがて前方に座り心地のよさそうなビーチチェアが見えてきました。あなたはそこに向かって歩いていきます。そしてビーチチェアにたどり着いたあなたは、深々とそこに腰かけます。この居心地のよい椅子に横たわり、さらに深いリラクセーションに身を委ねましょう。しばらくのあいだ目を閉じて、絶えることなく寄せては引く波が奏でる潮騒に耳を傾けます。リズミカルな波の音に引きずられるように、あなたは深い深い平穏と静寂の底へと降りていきます。

誘導視覚化法――森

あなたはいま、深い森の中の小みちを歩いています。あたりを見回すと、松やモミ、杉、カシなどの背の高い木々があなたを囲んでいます。こずえを吹き抜ける風の音が、こころを癒し解放してくれます。たっぷりと湿気を含んだ下生えや土の匂い、そして若い苗木と枯葉の匂いがあなたを包みます。頭の上の木々のあいだからは青空が見えます。陽がまだずいぶんと高いことにあなたは気がつきます。やがて太陽が木のてっぺんに姿を現し、何本にも分かれた陽の光が木々のあいだをぬって降り注ぎ始めます。光の明暗が織りなす複雑な模様に、あなたはすっかり魅せられてしまいます。森の中はまるで原始時代の大聖堂のような雰囲気です。平和、そしてすべての生き物に対する尊敬の念があなたを満たします。やがて遠くから木々のあいだをぬって、流れる水の音が聞こえてきました。歩くにつれてせせらぎの音も近づきます。ほどなくして渓流にたどりつきました。流れの水はとても澄んでいて、陽の光にきらきらと輝いています。ここに座ってしばらく休むことにしましょう。平らな岩の上で木に寄りかかって座るか、あるいは草の茂る斜面に横になります。流れの水は大小さまざまな石のまわりをめぐり、勢いを集めて急流へと変わっていきます。石の色は茶、灰、白とさまざまで、コケをかぶっているものもあります。きらきらと輝く水は石のまわりを急ぎ足に流れ、渦巻きをそこかしこにつくります。せせらぎの音であなたのこころはすっかり解放されました。新鮮な空気を大きく吸い込みましょう。そして吐きます。森の匂いがわずかに感じられ、いっそう気分が爽快になります。草や枯葉、そして松の落ち葉がまじるやわらかい地面に横たわって、あなたはすべての緊張や悩みを忘れます。この森の景色、音、素晴らしい匂いのすべてが、あなたを深く穏やかな気分で満たしていきます。

瞑想の訓練

自分の考えと無関係に日々を送ることは、私たちにとって簡単なことではありません。五感を休め睡眠に入る夜間も、私たちの脳は、その前日や翌日についての思考、記憶、幻想、感情などの断片を経験しています。瞑想とは、直前の過去や間近に迫る未来についての考えからあなたを完全に遮断して解放し、「いまここにあること」にのみ集中させるための手段です。また、瞑想によるリラクセーション効果もすでに実証されています。１９６８年、ハーバード大学医学部のハーバート・ベンソン博士（Dr Herbert Benson）らは、超越瞑想法の実践者グループを対象に、その生理学的反応を測定しました（Benson, 1974）。その結果、以下のことが示されたのです。

● 心拍数および呼吸数の低減

- 酸素消費量の2割低減
- 血中乳酸値（ストレスや疲れによって増加）の低減
- 電流に対する皮膚抵抗（リラクセーション効果の現れ）が4倍に増加
- 脳波パターンの心電図測定によるα波の増加（リラクセーション効果の現れ）

瞑想法には5千年の歴史があります。古来、瞑想の目的とそれがもたらす便益は、神との一体感、悟りの体得、無我の境地への到達など、精神的なものでした。多くの人々が今日もなお精神的な目的をもって瞑想を実践していますが、同様に多くの人々が宗教的な枠組みを離れ、個人的向上心から、あるいは単にリラックス効果を求めて瞑想を行っています。

瞑想実践のガイドライン

静かな環境を選びます。周囲の騒音ができるだけ少ない場所を選んでください。これが不可能であれば、穏やかな楽器音楽または自然の音を集めたCDやテープなどをかけながら瞑想してください。波の音などがあれば効果的でしょう。

筋肉の緊張を解きます。瞑想を始める前に緊張していると感じたら、少し時間をかけて筋肉の緊張を解きます。これには頭、首、肩の漸進的筋肉リラクセーション法が有効です（第1章参照）。また、以下のように頭から首にかけての運動も試してみてください。ただしこの運動には、10分以上かけないでください。まずゆっくりと、顎を胸に3回つけます。次に首を後ろへ3回曲げ、首の後ろ側の筋肉をていねいに伸ばします。それから首を右肩へ向けて3回曲げ、さらに左肩へ向け3回曲げます。最後に首を時計回りに3回、反時計回りに3回まわして終わります。

正しく座ります。以下のいずれかの座位をとってください。

東洋式――尻に枕またはクッションをしいて、直接床の上に脚を組んで座ります。わずかに前かがみに座り、体重を尻と大腿部に分散させます。手は両膝の上においてください。

西洋式（米国人は通常こちらを好みます）――背もたれが真っ直ぐで座り心地のよい椅子を選び、足は組まず床に付け腰かけます。手は両膝の上においてください。

いずれの座位をとっても、背中から首にかけてはまっすぐにします。緊張してからだを硬くしないようにしてください。どこかが痒かったり、からだを動かしたくなったときには遠慮はいりません。原則として、眠気を催すのを避けるため、頭部を何かにもたせかけることはしないでください。

瞑想は規則正しく毎日行います。たとえ5分間でも毎日瞑想を行うことが重要です。そして、毎日決まった時間に瞑想できれば理想的と言えます。以下に2種類の瞑想法を紹介しますが、そのどちらを選んでも、最初は5～10分の瞑想から始め、2、3週間をかけて20～30分に徐々に伸ばしていきます。手の届く範囲にタイマーをおくか、20～30分のバックグラウンド用テープをかけておくと時間がわかり便利です。あるいは掛け時計や腕時計を用いても結構です。毎日20～30分の瞑想を数週間行ったあとに、気が向けば1時間程度まで引き伸ばしてもかまいません。

食後すぐまたは疲れているとき、瞑想を行ってはいけません。意識を集中する対象を選びます。通常は自分の呼吸サイクル、またはマントラ（呪文―後述）が便利です。その代わりに写真あるいはキャンドルの炎などを対象に選んでもかまいません。

先入観のない受動的な態度で臨みます。前述の対象を選んだらそれに向けて意識を集中させますが、決して無理はしないでください。意識を集中する対象がマントラまたは心的イメージであれば、目を閉じてもかまいません。注意をそらす考えや空想が頭に浮かんできたら、それに固執したり強く排除しようとせず、その考えや空想が消え去るまで静かに待ちます。そのあとで再び意識を対象に戻します。これをたとえて言えば、小川を流れていく木の葉を眺めるのに似ています。意識が対象からそれた場合には、そのつどゆっくりとまた対象に戻してください。注意が散漫になっても自分を責めたりしてはいけません。

瞑想の効果についてあれこれ考えないでください。残りの時間内に深く瞑想できるだろうかなどと考えたり、瞑想のよし悪しを判断する必要は一切ありません。自分の瞑想がこれでよいのだろうか、などと考えることも無用です。瞑想はとてもよいものから、よくも悪くもないものまでさまざまですし、日によってまったく瞑想に入れないこともあります。

こころを解放する。 瞑想の対象へ向かってゆっくりと意識を集中すること以外には、何も考えないようにします。こころが解放されているほど、瞑想も深くなります。

マントラを用いた瞑想

①精神を集中する言葉を選びます。英語であれば「平穏（calm）」、「平和（peace）」、「ひとつ（one）」など、あるいはサンスクリットのマントラであれば「Om Shanti」、「Sri Ram」、または「Om Nameh Shivaya」などです。「いま（now）」という言葉も、頭の中で繰り返し精神を集中させるにはよい言葉だと思います。あなたが信じている宗教から、特別な意味をもつ語句を選んでもよいでしょう。ベンソン博士は、彼の著書 *Beyond the Relaxation Response*（Dr Benson, 1984）で、個人的あるいは精神的な意味を持つ特別な言葉（例えば「私はいま平和な状態にある」または「私はいま神とともにある」など）は、瞑想の作用を深める効果があるとしています。

②瞑想を行っているあいだ、選んだ言葉あるいは語句を（理想的には息を吐くたびに）繰り返します。

③いろいろな考えが頭の中に浮かんでも、それが過ぎ去るまで待ちます。それが消えてから選んだ言葉または語句に再びゆっくりと意識を集中させます。

呼吸を数える練習

①静かに座ったまま自分の吸う息と吐く息に意識を集中させます。そして吐く息とともに数を数えてください。10あるいはそれ以上まで数えても、また1から数え直しても、「1」だけを繰り返し数えても結構です。あるいは、20または10から逆に吐く息とともにカウントし、ゼロになったらまたもとに戻る方法でもかまいません。

②集中力が途切れたら、また呼吸に意識を集中し直して数えます。ひとりごとや空想に気をとられても、気にかけたり自分を責めたりしないでください。リラックスして、もう一度吐く息のカウントに戻ります。

③途中で勘定がわからなくなった場合には、50または１００などの切りのよい数字から始めてもかまいません。

④呼吸を数える練習をしばらく続けると、カウントしなくても呼吸の吸い吐きだけに集中できるようになるでしょう。カウントの目的は、意識の集中を手助けすることです。

継続は力なり

粘り強く規則正しい努力を数ヵ月続けることで、多くの人が瞑想法に熟達しています。瞑想法がリラクセーション技法の中で最もむずかしいものであることは確かですが、それはまた大多数の人に最大の効果をもたらす技法でもあります。ある調査によれば、すべてのリラクセーション技法の中で、最も多くの人が継続して実践しているのは瞑想法という結果が示されています。

リラックス音楽を聴きましょう

音楽は、「魂の言葉」とも呼ばれます。私たちのこころの奥底に触れる何かを音楽はもっているのです。音楽は不安や心配の及ばない内的な領域へと私たちを誘います。ストレスや日常生活の問題が入り込まない静かな場所で聴くリラックス音楽は、私たちにくつろぎを与えてくれます。そして音楽のもつもうひとつの効用は、抑うつ気分の改善です。ドライブ中または仕事中のバックグラウンド音楽であれ、リラックスするために時間をとって積極的に聴く音楽であれ、音楽が不安や心配をとりはらうための古くからある強力な手段のひとつであることは確かなのです。不安をやわらげるために音楽を聴く場合は、刺激的あるいは感情を奮いたたせるような音楽は避け、純粋なリラックス音楽を選ぶようにこころがけます。

テープやＣＤのプレーヤーがないときは、ウォークマンなどの携帯プレーヤーが便利でしょう。特に夜間などに音楽を聴くときは、周囲への配慮からこれをお勧めします。漸進的筋肉リラクセーション法や誘導視覚化法などを行う際は、バックグラウンド音楽を活用してください。お勧めするリラックス音楽の詳細は、巻末の参考文献を参照してください。

第3章 現実にあわせて考えよう

この章では、以下の項目について学びます。

- 不安をひき起こす歪んだ思考パターンの認識方法
- 歪んだ思考をより現実にあった思考に代える方法

考えたことが現実になる

ここに、ラッシュ時の交通渋滞にはまったふたりの男性がいます。ひとりは自分が閉じ込められたと感じ、「もう我慢できない」、「なんとかしてこの渋滞を抜け出さなければ……」、または「なんだって自分はこんな通勤を始めたんだろう」などのひとりごとを繰り返しています。彼のこころは不安、怒り、そしてフラストレーションで満ちています。一方もうひとりの男性は、ちょうどよい機会だ、ゆっくりリラックスしながら新しいCDでも聴こうと考えています。彼のひとりごとは、「あせってもしょうがない。リラックスして渋滞のペースにあわせよう」または「腹式呼吸でもしながら音楽を聴いてリラックスしよう」といった具合です。彼のこころにあるのは平穏と受容です。どちらの男性にとっても置かれた状況はまったく同じです。ふたりのあいだで大きく異なるのは、状況に対するそれぞれの内的独白またはひとりごとによってひき起こされる感情です。

実のところ、私たちの気分や感情を決定づける主な原因は、特定の状況に対して自分自身に語りかけるひとりごとにあるのです。通常このひとりごとは、あまりにもすばやく機械的に発せられるため気づかないことが多く、結果として外的状況が自分の感情を「左右している」という印象を私たちは受けてしまいます。しかし実際には、周囲の状況に対する自分なりの解釈と考え方が感情の基礎を形作っているのです。

手短に言うと、あなたがいまどのように感じているか、それは（疾病などの生理学的決定要因を除いて）ほとんどあなた次第なのです。これはとても深い意味をもつ重要な事実であり、正しく理解するには長い時間を要するかもしれません。自分が他人または他の対象にもつ感情の原因は自分以外にあるとしたほうが、責任は自分にあると考えるよりも簡単です。しかし、責任を受け入れる積極的な意志がなければ、自らの人生を自分のものとすることはできません。自分のもつ感情の原因は自分にあることを完全に認めること、それがあなたに力を与えてくれます。これは、幸せで不安のない豊かな日々を送る重要な鍵となります。

不安に悩む人々は、恐怖心からくるひとりごとにとらわれがちです。「もしも」という言葉に始まるひとりごとを繰り返すことで、衝動的に不安が生まれることがあります。むずかしい状況に直面する前に抱く不安は、すべてあなた自身による「もしも」のひとりごとが作り出しているのです。「もしもパニックになったらどうしよう」、「もしも手に負えなくなったらどうする」、「自分が焦っているところを他人が見たらどう思うだろう」などの不安をあおる質問を自分に向けた結果が、状況を回避する行動となって現れます。「もしも」思考に自分が陥り始めていることの認識が、それをコントロールする方法を習得するための第一歩です。あなたがこの「もしも」思考に立ち向かい、対処能力を強化して、積極的かつ自立を支える言葉による声明にそれを変えたとき、本当の変化が起こります。例えば、「だからどうした」、「頭の中で考えているだけじゃないか」、「おじけづかせようたって無駄なことだ」、「この程度のことなら大丈夫」などです。

大げさに考えること

恐怖思考は、多くの形をとって現れます。不安に悩む人の多くは物事を大げさに考えがちです。この他にも歪んだ考え方はたくさんありますが、それらについては追って詳しく述べます。ここでは、大げさ思考という最も不安をかきたてる考えについてお話しします。物事を実際以上に大げさに考えるということは、大きな不幸や失敗がまもなく起こると考えることです。平凡なできごとが恐ろしい結果になると予測してしまうのです。ヨットに乗っていてわずかな水漏れから沈没を考え、疲れたりだるかったりすることから癌の発病を想像し、たまの不景気から解雇され失業者の仲間入りをすることを予想する、などです。

すべての不安思考と同じように、大げさ思考も「もしも」から始まります。「もしもスキーで脚を折ってしまったら……」、「もしもこの飛行機がハイジャックされたら……」、「もしも息子が麻薬をやりだしたら……」、「もしも交通事故にあったら……」、「もしも試験に落第して退学になったら……」、「もしもパニックになったところを他人に見られて頭がおかしいと思われたら……」などなど、大げさに想像し悪いほうへと考える例をあげれば際限がありません。

過大評価と過小評価

大げさ思考は、悪い結果が起こる確率を過大に評価すると同時に、困難な事態に直面したときの自分の対処能力を過小に評価することから始まります。本当にその疲労感の原因が癌である可能性はどのくらいありますか？　あなたの息子が本当に麻薬に手を出したり、あるいはあなたがスキーで骨折する確率はどのくらいでしょうか。そして、仮に最悪の事態が起こったとしましょう。あなたは本当にその事態に対処できないのでしょうか。困難で悲惨な状況に打ち勝って生きている人はいつの世にも数多くいるものです。癌を克服した人、そして子供との困難な問題をのりこえた人は私たちの周囲に少なくありません。こうした経験は確かに解決がむずかしく、起こってほしいものではありません。それは苦しいものです。でも、あなたが本当にこの困難を切り抜けられない可能性はどの程度なのでしょうか？　どんな恐怖心でも、その背後に原動力としてひそむ思考と合わせて吟味してみれば、そこには大げさ思考があるはずです。より現実にあわせた思考でこの歪みをとることにより、あなたの不安は遠のいていくでしょう。要約すると、大げさ思考とは、「脅威に対する理屈に合わない過大評価と、自分自身の対処能力の過小評価を同時に行うこと」と定義することができます。

▒大げさ思考への挑戦

大げさ思考に挑戦し、それがあなたに及ぼす力をそぐための3つのステップを紹介します。

①歪んだ考えを特定する。
②その考えの妥当性を問う。
③歪んだ考えをより現実にあった考えに変える。

以下にこの例をいくつか挙げてみます。

《例1：重大な病気の恐怖》

大げさ思考のパターン。 いつも元気がなくて疲れてばかりいる。もしもどこかに癌ができていて、自分がそれを知らないだけだとしたらどうしよう。医者に癌と診断されたら人生は終わりだ。そんなことになったら自分には耐える自信がない。早いところ自殺して終わりにしたほうがよい。

歪んだ考えを特定する。 この中で歪んだ考えは、「いつも元気がなくて疲れてばかりいる。癌に違いない」と、「もしも癌だったら、自分には対処する能力がない」のふたつです。歪んだ考えをさがしだして特定するには、「もしも」思考をリストアップして、それを肯定文におきかえます。例えば、

「もしも私の倦怠感と疲労感が癌のせいだとしたら?」を、「いつも倦怠感と疲労感を感じているから私は癌に罹患している」といった要領です。

その考えの妥当性を問う。 倦怠感と疲労感の原因は癌にあるという考えは、どの程度真実となる可能性があるでしょう。もし起こりそうもないことが起こって、自分が癌と診断されたとしたら、それはどのくらい悲惨なことなのでしょうか。自分は錯乱状態に陥って生きていくことができなくなるのか。現実にそれが起こったとして、本当に自分にはその状況に対処する方法が残されていないのだろうか。「もしも」という部分に注目してください。大げさ思考の妥当性を問うには、「その確率は?」、「現実にあわせて考えた場合その可能性はどのくらいあるのか?」、「過去に同じような状況は何度あったか?」、そして「現実的に考えて、本当に最悪の事態になったとしたら、自分にはそれに対処する能力がまったくないのだろうか?」などの疑問が役に立ちます。

歪んだ考えをより現実にあわせた考えに変える。 疲労や倦怠感は、軽度のウイルス性疾患から、貧血、副腎疲労または甲状腺機能低下、うつ病や食物アレルギーにいたるまで、数多くの身体的・精神的疾患の症状と考えられる。この状態を説明できる原因は数多くあるのに、癌の発病を示唆する特異的症状は見あたらない。だから私の疲労感と倦怠感の原因が癌であることの確率は非常に低い。もちろん癌と診断されることは歓迎しないが、そうだとしても自分が完全に錯乱状態になることはないだろう。最初の数日から数週間は、事実を受け入れるための困難な作業となるだろうけれども、その後は必要な対処方法を考え始めるに違いない。確かに困難なことだが、他の人々と比べて自分の対処能力が劣る理由はない。医師と一緒に最も効果的な治療計画を立てればよいだろう。癌患者の地域支援団体に参加してみよう。そして家族や友人も自分を支えてくれる。治療を補完し回復を早めるために、視覚化法や食事療法などの代替療法も試してみよう。要するに病気を治すためにあらゆる手段をつくせばよいのだ。

《例2：聴衆を前にしたスピーチでパニックに襲われる恐怖》

大げさ思考のパターン。もし聴衆を前に話している最中にパニックに襲われたらどうしよう。皆におかしくなったと思われたら……私にはそれを克服することはできないだろう。

歪んだ考えを特定する。この中で歪んだ考えは、「スピーチの最中に間違いなくパニックが襲ってくる」と、「皆は自分がおかしくなったと思うだろう。そうなったら耐えられない」のふたつです。

その考えの妥当性を問う。現実にあわせて考えた場合、自分が喋っているあいだにパニックが襲ってくる可能性はどのくらいだろう。そして仮に自分がパニックで取り乱したとして、その状態をみてこの人はどうにかしていると皆が実際に考える確率はどの程度だろう。またもし聴衆が私の取り乱した姿を見て、この人はおかしくなったと考えたとしよう。それがそんなに恐ろしいことだろうか？　私は本当にそれを乗り越えることができない人間なのか？

歪んだ考えをより現実にあわせた考えに変える。もしパニックに襲われたら、伝えたいことだけを手短に話してさっさと座ってしまおう。聴いているほうもいろいろ考えごとをしているだろうし、私の置かれた状況に思いをめぐらすことはないだろう。私がスピーチを手短に切り上げたことで腹を立てる人もいないだろう。私の顔色が赤くなったり、声が震え始めたことなどのパニック徴候に気づいたとしても、私のことを頭がおかしくなっただとか、不気味な人間だなどと考えはしないだろう。もしも私が聴衆の立場で、他の人がスピーチの最中に取り乱したとしたら、そんなふうに考えるだろうか？　むしろ心配するのではないだろうか。万が一パニックで取り乱した私の姿を見てこの人はおかしいと誰かが考えたとしても、自分はスピーチすることに恐怖心をもつことがあるのだからと説明すればそれですむ話じゃないか。不安障害は最近メディアで紹介されることが多いし、皆もきっと理解してくれるだろう。包み隠さず正直に打ち明けることが最良の策だ。そしてたとえどんな結果になろうとも、時がたてばそんなことは忘れてしまうに違いない。前にも困った状況を乗り越えたことがあったから、今回も克服できないなんてことはない。

《例3：職を失うのではないかという恐怖》

大げさ思考のパターン。この2、3年景気はよくないし、失業者の数もうなぎのぼりだ。もしも失業して家賃が払えなくなったらどうしよう。路頭に迷い、もう二度と普通の生活に戻れなくなるかもしれない。親族や友人に援助を求める勇気はないし、頼れる知人もいない。

歪んだ考えを特定する。歪んだ考えは、「不況が自分の失業につながる」と「失業が貧困と孤立無援につながる」です。

その考えの妥当性を問う。自分の職が失われる確率は本当に高いのだろうか？ そして仮にそうなったとしても、本当に再起不能となってホームレスに身をやつすだけなのだろうか。親族や友人に支援してもらうことは本当に不可能か？

歪んだ考えをより現実にあわせた考えに変える。私の会社が経営困難に陥ったという徴候はまったくないし、たとえ失職したとしても対処方法はあるはずだ。失業率はまだそんなに高くないから再就職も可能に違いない。私はよく働くし能力も高い。親族や友人は協力的だし、過去に彼らを援助したこともある。家賃が払えなくなっても、誰かのところに転がり込んで再起を待てばよい。少しは貯金もあるし、いよいよとなれば積立年金を解約すればよい。解雇されたら失業保険も出る。生活は大変だろうがなんとかなるだろう。

上記3例は、物事を大げさに考え恐怖心を生む思考に対して、より現実的で不安の少ない思考で挑戦し反撃する方法を示したものです。さてここからはあなた自身の番です。以下に述べるガイドラインのあとに「現実的思考法ワークシート」があります。このワークシートは何枚か必要になりますから、記入する前に未回答の用紙を少なくとも20部はコピーしておいてください。本をそのままコピーしても、ワープロに５項目を打ち込んでコピーしてもよいでしょう。準備が完了したら、恐怖思考に挑戦するための下記のガイドラインを読んでください。

恐怖思考に挑戦するためのガイドライン

①比較的リラックスして気分が落ち着いているタイミングを選びます。できれば大きな不安や悩みをかかえていない時期がよいでしょう。恐怖思考に挑戦する前には、第１章と第２章を参考にリラックスし、集中力を高めておいてください。

②いくぶんリラックスしたら、「自分を不安にするひとりごとはいったい何だろう?」と自らに問いかけてみてください。「もしも」的思考をすべて洗い出して、ワークシートの最初の項目「不安を生むひとりごと」にリストアップします。

③歪んだ考えをより明確にし、挑戦しやすくするために、「もしも」の仮定文を通常の肯定文に直します。思考の中にひそむ歪みは、「もしもこの飛行機が墜落したらどうしよう」を「この飛行機は墜落する」に置きかえることでより明確になってきます。書きかえた肯定文を、ワークシートの２番目の項目「歪んだ思考パターン」に書き加えます。

④歪んだ思考に対し「これが実際に起こる確率は?」、「過去に何回同じようなことが起きたか?」、

「自分はこの状況を本当に管理できないと考えているのか？」などの質問で挑戦しましょう。
⑤これらの質問の答えから状況や悩みに対処可能な、より現実にあった考えを導き出します。こうして得られた考えを「より現実的な思考パターン」の項目に書き加えます。
⑥最後に、最悪のシナリオが現実になった場合の対処方法を考えます。「最悪の場合自分に何ができるか？」と自問してください。ほとんどの場合、この段階であなたが自分を過小評価していたことに気づくはずです。考えられる対処方法を「もし最悪の事態が起こった場合どのような対処方法があるか」の項目に記入します。
⑦書き込んだ「より現実的な思考」と「最悪の場合の対処方法」を2、3週間何度も読みかえしてください。それにより、こころの中でこれらの思考や方法が強化されていきます。小さな索引カードに転記して、いつでも取り出して読めるように持ち歩くのも効果的です。
⑧不安や悩みをひとつひとつ取り上げ、このガイドラインにそって別々のワークシートに記入します。

その他の歪んだ思考パターン

大げさ思考だけが不安をひき起こす歪んだ思考パターンではありません。その他にも、以下に例としてあげる7種類の思考パターンがあります。このうちのいくつかは（あるいはすべてかもしれ

現実的思考法ワークシート

- 不安を生むひとりごと（恐れている状況について、「もしも」思考をあげます）

- 歪んだ思考パターン（「もしも」的仮定文を肯定文になおします。例えば「もしも自分がパニック状態に陥ったら？」を「自分はパニック状態に陥る」とします。「もしも自分が間抜けと思われたらどうしよう？」を「自分は他人から間抜けと思われている」といったふうに）

- 歪んだ思考への挑戦（「この結果が実際に起こる確率は？」、「同じようなことは過去何回起きたか？」、あるいは「自分はこの状態を完全に管理不能で解決できないと考えているのか？」などを自問します）

- より現実的な思考パターン（歪んで不安を生じやすい思考パターンを、より実際の状況にあわせた思考に変えます）

- 最悪の事態が現実になった場合、自分にはどのような対処方法があるか（想像できる最悪のシナリオが起こったとしたら、どのような対処方法があるかをリストアップします）

ません）読者の多くにもなじみがあるかと思います。

▒フィルタリング

ある状況の否定的な詳細にばかり注意が向き、その他の肯定的な側面を無視してしまうことを言います。例えば、批判されることを好まないあるコンピュータ作図ドラフトマンが、最近仕上げた詳細図の品質がとてもよいとほめられ、同時に次の仕事はもう少し短時間で完成させてほしいと言われました。彼は不安なこころを抱いて家に帰り、上司は彼の仕事ぶりがグズなので不満なのだと決めつけました。ほめ言葉をフィルターで除去してしまい、批判だけに焦点を当ててしまったのです。

▒二分割思考

物事には、白か黒、よいか悪いかしかない。自分は完璧な人間でなければならない。さもなければ敗者だ。成功か失敗があるだけ。その中間はない。失敗を受けいれる余地はない。例えば、3人の子をもつ独身の母親が、自分は強くあらねばならない、責任逃れはしないと心に決めたとします。そんな彼女に疲れや迷いが生じると、一転して自分は悪い母親と決めつけ、不安にさいなまれてしまうのです。

過度の一般化

たったひとつのできごとまたはひとかけらの証拠から、全体的な結論を導いてしまうことを言います。問題の発生頻度を誇張して考え、全体を否定的にとらえてしまうのです。この思考パターンの持ち主にとっては、人生の選択肢はどんどん狭くなるはずです。一度電車で乗り物酔いしたら、二度と電車には乗らないと決めてしまうからです。6階のベランダに初めて立ってめまいを感じたから二度とそこへは行かない、といった種類の考えです。夫の出張に一度不安を感じたばかりに、夫がこれから出張するたびに自分の神経が滅入ってしまうだろうと考えます。たった一度の不愉快な経験から似たような状況になればまた不愉快な経験をするに違いないと考えてしまうのです。これがどれだけ不安に影響するか、容易に理解できるはずです。「いつも」とか「決して」などの言葉が、過度の一般化のキーワードです。

マインド・リーディング

他の人が何も言わないのに、あなたにはその人の考えていることやその行動の理由が「わかる」ことを言います。特に、相手の考え方や感性をある程度知っている場合などにあてはまります。自分で相手に直接確認することがこわいからです。ある女性が、ボーイフレンドはこう思うはずと決めてかかり、「こんなに近寄ったら、彼は私を不細工だと思うに違いない」と自分自身に言い聞かせてしまうような例が考えられます。そこから、彼が離れていくのではないかという不安が始まるのです。

拡大視

問題を過度に重大視することを言います。すべての悪いことは音量を上げるように大きくなり、とても立ち向かうことができなくなると考えてしまいます。ちょっとした助言がきびしい批判の言葉に聞こえ、とるに足らない失敗が絶望につながります。わずかな障害も、こえることができない壁に思えてしまうのです。拡大視の反対語は縮小視です。人生にありがちな困難や否定的できごとをとらえるときには、ちょうど望遠鏡を使うように問題を拡大視してながめます。しかし自分の財産である対処能力や問題解決能力をとらえるときには、間違った方向、つまり反対側から望遠鏡をのぞきこむために、すべてが小さく見えてしまいます。この思考パターンは破滅志向の病的悲観主義を生み、不安に直面するとあっさりと道をゆずってしまいます。

自己関連づけ

周囲の人がとる行動や発言は、すべてが自分へ向けた反応と仮定してしまうことです。自分をしばしば他人と比べ、どちらがより頭がよく実力があり、外見がよいかなどと決めるたがる思考パターンです。そのため、自分の資質を評価するときには常に他者との比較に依存します。結果として、自分が他人との比較で劣っているのではと不安になります。

あるべき姿思考

この思考パターンの人は、自分自身や周囲にきびしい行動ルールを課します。そしてこのルールをやぶる人には怒り、自分がそれをやぶった場合には罪の意識にさいなまれます。「私は完璧な友であり、親であり、教師であり、生徒であり、妻であり、夫でなければならない」、「私はすべてを知り、理解し、予想しなければならない」、「いつも愛想よく人に接し、怒りを外に表してはならない」、「私は間違いを犯してはならない」などが、非現実的な「あるべき姿」の例です。この思考パターンが求める行動ルールは、守るにはあまりにもきびしすぎるので、そのことを考えるだけで自分が不安になってしまいます。

パターン認識訓練

以下の想定質問は、歪んだ思考パターンを気づかせ特定するために考えられたものです。それぞれの文章を注意深く読み、前述の「その他の歪んだ思考パターン」と照らしあわせて、各項目に書かれた状況がどのパターンに該当するかを考えてみてください。

①洗濯機がこわれてしまいました。まだオムツがとれない双子の赤ん坊をかかえたお母さんがこうひとりごとを言います。「いつもこうだわ。もうがまんできない。今日一日が不愉快よ」

②「彼は朝食のテーブルごしに私を見ながら、〝それはおもしろいね〟と言った。早く私から自由になりたくてあんなことを言うんだわ」

③ある男性が、恋人にもっと優しく協力的になってもらいたいと考えています。彼は、「きょうはどんなことがあったの？」と彼女が聞いてくれないこと、そして自分に対する興味のなさに毎晩いらだちます。

④あるトラックの運転手が、長距離を走る仕事に不安を抱えています。途中で車が故障しないだろうか、病気になり家から遠く離れた土地で途方に暮れたりはしないだろうかと不安になります。８０キロも離れたシカゴ往復の仕事を前に、彼はこうひとりごとを言います。「シカゴは遠すぎる。自分の車はもう買ってから９万６千キロも走っている。トラブルなしの往復は無理だろう」

⑤卒業パーティをひかえたある高校生がこう言います。「わたしのヒップはクラスで最低だし、髪の毛はビリから二番目。もしこのヘアセットがくずれたら死んだほうがましだわ。とりかえしのつかないことになって、せっかくのパーティが台なしになってしまう。ボーイフレンドのロンが、お

父さんの車を借りることさえできればすべてうまくいくのだけれど…」

解答――①過度の一般化、フィルタリング。②マインド・リーディング。③あるべき姿思考。④大げさ思考、拡大視。⑤自己関連づけ、二分割思考、大げさ思考。

7つの歪んだ思考、7つの解決方法

不安をかきたてる歪んだ思考パターンを、バランスのとれた思考に変える便利な解決方法をいくつかご紹介しましょう。

フィルタリング

精神的なぬかるみに足をとられ、自分が恐れている事柄にばかり注意が向いてしまうようなとき、フィルタリングの影響をのがれるためには意識して注意を他の方向に向けます。それにはふたつの方法が考えられます。ひとつは、問題にではなく解決方法に注意を向けること。問題に対処し解決するための戦略に考えを集中し、問題そのものにこころがとらわれないようにします。ふたつ目は、主要な精神的テーマ（不安の場合ならば、「危険」や「不安定」）の反対概念に注意を向けることです。周囲を見回して、「安全」と「安定」を代表することがらに焦点を当てましょう。すべてのフィルタリング思考に対抗できる古くからある質問は、「グラスにまだ半分残っているか？　もう半分しか残っていないか？」です。

二分割思考

この思考パターンをのりこえる鍵は、「白か黒か」的考えからぬけだすことにあります。その代わりに、パーセントで考えるようにしましょう。「だいたい自分の30％くらいは死ぬほど恐ろしがっている。でも70％は大丈夫、対応できている」というふうに。

過度の一般化

過度の一般化を別の言葉であらわせば、「誇張」です。ボタンを手にとってから、そこにベストを縫いつけるようなものです。この思考パターンと対抗するには「巨大な」、「恐ろしい」、「とてつもなく大きな」、「ちっぽけな」などの言葉の代わりに、数量化した言葉を使いましょう。例えば「私たちは巨大な負債にあえいでいる」と考えるときには、「私たちには2万7千ドルの借金がある」のように数字でおきかえます。

マインド・リーディング

長い目で見れば、私たちは他人の考えなどまったく詮索しないでいるほうがずっと暮らしやすいのではないでしょうか。他人が言うことは額面どおりに信用するか、さもなければ決定的な証拠が見つかるまでは誰の言うことも信用しないことです。他人に対してあなたが持つ考えは、すべて当人に直接問いただして確認するまで信頼をおかないようにします。ときには自分の解釈を確認することがむずかしい場合もあるでしょう。例えば、自分の娘が最近引きこもりがちなのを見て「妊娠したのだろうか？　それとも麻薬に手をだしたのか」とあなたが疑ったとしても、それを本人に確認することは容易ではありません。しかしその不安は、彼女の行動の解釈を変えることでやわらげることができます。彼女はいま恋をしている可能性もあるし、生理前かもしれない。あるいは一生懸命に勉強しているのかもしれないし、何か憂うつなことがあるだけかもしれません。たくさんの解釈の中から、より真実に近いと思われる偏見のない解釈を見つけだすことができるでしょう。

拡大視

拡大視する思考パターンに立ち向かうには、「ひどい」、「恐ろしい」、「むかつく」、「ぞっとする」などの言葉を使わないことが大切です。特に、「ありえない」、「とても無理」、「耐えられない」などのフレーズはどこかに追放しましょう。あなたには耐える力があるのです。なぜならば、あらゆる精神的ショックをのりこえ、信じがたい肉体的苦痛に耐える能力が人間に備わっていることは、歴史的に証明されているからです。「私なら耐えられる」、「大丈夫、乗り越えられる」などの言葉を自分に言い聞かせるようにしてください。

自己関連づけ

他人と比べている自分に気づいたら、誰にでも長所と短所があることを思い出してください。自分にとってあまり得意ではないことがらを、それにめっぽう強い他人と比較したのでは、やる気をなくす理由を探すようなものです。他人の示す反応が自分に原因があると頻繁に考えるのであれば、勇気を出してそれを確認してみてください。あなたが遅刻したときに上司がしかめっ面をしたのは、単なる思いすごしかもしれません。満足のいく合理的な根拠や証明がないかぎり、いかなる結論も下さないことです。

あるべき姿思考

「こうすべき」、「こうあるべき」、「でなければならない」などの言葉を含むすべての個人的ルールと基準を洗いだし、再検討してください。柔軟なルールや基準はこうした言葉とは縁がありません。なぜなら世の中には必ず例外や特殊状況が存在するからです。あるルールから、あなたが思いつく

3つの例外を考えてみてください。そしてそれ以外に、あなたが思いつかない例外がまだまだあるはずだと想像してみます。「こうすべき」、「こうあるべき」、「でなければならない」などを、「こうするほうが好ましい」という言葉に換えてやわらげます。競争には勝たねばならない、完全でなければならないという必要はありません。勝つほうが好ましく、完全であるほうが好ましいというだけのことです。

第4章 恐れと向き合う

この章では、以下の項目について学びます。

- 実生活における恐怖状況に暴露療法を用いて直面化し、恐れを乗り越える方法
- 実生活では直面できない恐怖状況に系統的脱感作法を使って精神的に直面化し恐れをのりこえる方法

さあ向き合いましょう

恐怖症を克服する最も有効な方法は、それに直面することです。恐怖状況を回避し続けることは、あなたが懸命に消し去ろうとしている恐れを勢いづかせる結果につながります。恐怖症にともなう不安とたたかう人にとって、これは容赦ない宣告と聞こえるかもしれません。あなたがいま「まさか！」とこころの中でつぶやいたとしても、それはもっともなことだと思います。長いあいだ避け続けてきた状況との直面を考えただけでも、よくて困難、悪くて不可能な作業とはじめは考えるでしょう。しかし暴露はステップ・バイ・ステップで段階的に行う療法です。一度にあなたを恐れにさらすのではありません。少しずつ先へ進みながら、段階的に恐れと直面していくのです。この章で述べるのは「暴露療法」の一部です。この療法は、可能であれば実生活で、それが無理ならば想像の中で恐怖症と向き合うための総合的な対処方法です。

恐怖症にともなう不安

多くの人にとっての不安は、恐怖症から生まれます。恐怖症とは、ある特定の状況または経験に対し不安を増幅させる誇張された恐怖のことです。通常あなたはその状況を避けています。そして場合によっては、その恐れている状況のことを考えるだけで不安に襲われることがあります。恐れと回避行動が高じて、毎日の日課や仕事、人間関係などに問題が生じるとともに、あなた自身それにひどく悩まされるようになります。一般に恐怖症は、エレベータにのること、講演や演説、飛行機にのること、内科医や歯科医の受診、高所に上ることなどへの恐怖を含みます。恐怖症にとらわれると、他の人のように不安が突然現れるということはありません。恐怖状況について考えたり、恐怖状況に直面する可能性が高くなることで不安が生まれるようになります。

感　作

恐怖症は、感作によって生じます。感作とは、ある特定の刺激に対して敏感になるプロセスを言います。恐怖症の場合、ある状況を不安と関連づける習慣がついてしまうのです。おそらく過去に、エレベータに乗っていたときあるいはスピーチの最中にパニックになった経験などからくるものと思われます。あなたの不安のレベルが高いのであれば、特定の状況にあることと不安状態にあることとのあいだに、強い関連性がすでに習得されてしまった可能性があります。そうなると、その状況に直面することのみならずその状況が近づきつつあること、あるいはその状況を考えることだけで機械的に不安が誘発されるようになります。その状況と強い不安との結合が確立されてしまったのです。この結合が機械的であり自分には管理不能と考えられることから、この状況に再度直面することを避けるために、あなたはおそらく全力をつくすようになります。回避行動は、不安を再度経験しないことで報われます。その特定状況を常に避けるようになった時点で、あなたには立派な恐怖症が形成されてしまうのです。

暴露療法

暴露療法は、実生活内脱感作、暴露治療、または単に暴露とも呼ばれます。この療法の目的は、自分自身を恐怖症に対して鈍感にすることにあります。暴露療法では、ヒエラルキーまたは階層と呼ばれる一連の活動の実践を通して恐怖状況と直面します。ヒエラルキーは段階的に設定し、最後にはあなたがいちばん恐れている状況を設定します。暴露療法が最終的に目標とするのは脱感作です。暴露療法は以下の項目を含みます。

①すでに習得した恐怖状況（聴衆を前にしたスピーチなど）と不安反応との結合をもとに戻し、

②その特定状況を、リラクセーション感覚や平穏と関連づけ直すこと。

恐怖症は、こころを動揺させる非現実的な危険を帯びた状況に左右されます。恐怖状況への脱感作が終われば、あなたはまたもとに戻ります。恐れていた状況には、もはやあなたを精神的にゆさぶる力が残っていないからです。

ヒエラルキーの設定

暴露療法はヒエラルキーの設定から始まります。これはあなたが恐れを感じる場面に段階的に少しずつ近づけるためのいわば階段です。目盛りのついたはかりのようなものと考えてもよいでしょう。最初のステップは軽度の不安を、そして最後のステップは重度の不安をひき起こすものを設定します。通常は8〜12ステップで充分ですが、場合によっては20ステップまで作成することもあります。8つ以下のステップ数では、通常充分な効果は望めません。場合によっては、あるステップから次のステップへの移行がむずかしく感じることがあるかもしれません。9ステップ目はなんとかなっても10ステップ目に移ることがとても不安な場合は、そのふたつの橋渡し役として、9と2分の1ステップのような中間階層を設定します。最初に恐怖症と直面するとき、あるいはこうしたステップを実践していくことに大きな不安を感じるときなどには、誰かに支援を依頼し同行してもらいます。

《例：エレベータ恐怖症を克服するためのヒエラルキー》

①エレベータが作動している状態を外に立って眺めます。
②動いていないエレベータに支援者と一緒に乗りこみます。
③動いていないエレベータにひとりで乗りこみます。
④エレベータに支援者と一緒に乗り、上階または下階に1階分移動します。
⑤到着階に支援者を待たせておき、エレベータにひとりで乗って上階または下階に1階分移動します。
⑥エレベータに支援者と一緒に乗り、2、3階分移動します。
⑦到着階に支援者を待たせておき、エレベータにひとりで乗って、2、3階分移動します。
⑧移動する階数を増やしていきます。最初は支援者とともに移動し、次に支援者を到着階に待たせておいてひとりで移動します。
⑨支援者の助けを借りず、ひとりでエレベータに乗り移動します。

この他のヒエラルキー例については、巻末の参考文献を参照してください。

いつ撤退するかを知る

ヒエラルキーの各ステップを実践している最中に、不安のレベルが一時的に高まって中止せざるを得なくなることがあります。その場合は、下記の不安尺度を目安に、自分の不安強度をはかってみましょう。あなた自身の固有の症状とこの尺度は正確に対応していないかもしれませんが、さまざまな強度レベルにおける不安の典型的症状がここに概説されています。重要なことはあなたにとって４番目のレベルが何を意味するかを知ることです。なぜならば、どのような症状を経験していても、このレベルが自分の反応に対するコントロールを失い始める点——すなわち撤退すべき時点だからです。

《不安尺度》

［7～10］大パニック発作
　レベル６にあるすべての症状の悪化、強い恐怖、自分が死ぬのではないかあるいは気が変になるのではないかという恐怖、逃げたいという強い衝動

［6］中等度のパニック発作
　動悸、息切れ、時間や場所などの失見当または現実感の喪失、コントロール不能を知覚することによるパニック

［5］初期のパニック
　心拍異常、呼吸困難、ボーッとしたりめまいがする、コントロール不能になるという

［4］顕著な不安
明確な恐怖、逃げたいという衝動
落ち着かないあるいはボーッとする、心悸亢進、筋肉の緊張、コントロールの維持が可能かどうかを疑い始める
［3］中等度の不安
落ち着かないとは感じるがコントロールに不安はない、心拍が速くなり始める、呼吸がより速くなる、手のひらに汗をかく
［2］軽度の不安
胸がドキドキする、筋肉が緊張する、かなり神経が昂ぶる
［1］わずかな不安
つかのまの不安を感じる、わずかに神経が昂ぶる
［0］リラクセーション
平穏、何ものにもわずらわされずに平和にあるという感覚

オプション：心像脱感作を試してみてください

実生活内での恐怖状況への暴露の代わりに、人によっては心像脱感作と呼ばれる技法が適してい

ることがあります。これはヒエラルキーに設定された状況を実生活で体験する代わりに、想像上の体験ですませるというものです。もしあなたが実生活内暴露を経験する前にこの技法を試したいのであれば、後述する「心像脱感作」の項を参考にしてください。

暴露をどのように行うか

暴露療法の計画は、まずはっきりとした目標設定から始めます。恐怖症からの完全な回復は何を意味するのか、ひとりで高速道路を運転したいのか、それともひとりで1週間分の食料品を買ってこられるようになりたいのか。あるいはまた仕事上のプレゼンテーションを行えるようになりたいのか、それとも飛行機に乗れるようになりたいのか。目標は具体的に設定します。安心して買い物ができるようになりたい、などの大まかな目標よりも、食料品店で3点の品物をひとりで買えるようにしたい、といった具体的目標のほうがよいでしょう。ヒエラルキー設定のためにも目標は具体的に定めます。

その次には、この目標を段階的に増加する小さなステップに分割し、紙に書いてリストアップしていきます。前述したエレベータ恐怖症を克服するためのヒエラルキー例を必要に応じて参照してください。まずは簡単な軽度の不安をひき起こすステップから始め徐々にステップアップします。

そして最後のステップには、恐怖症から回復した自分が直面するであろう状況を設定します。ヒエラルキーには、段階的にむずかしくなっていく8～20のステップが必要です。比較的容易で軽度な不安をひき起こす場面から始めてください。段階的にむずかしくなっていく状況への暴露を含んだステップを、少なくとも8つ設定します。最後のステップはあなた自身が定めた目標、あるいはその目標をもう一段階上回る内容であってもかまいません。各ステップの横には、実施した日時を記入します。あるひとつの最終目標（例えば飛行機に乗る）を達成したら、また別の目標（例えばエレベータに乗る）のヒエラルキーを設定し実行に移します。

暴露の基本的な手順

暴露。恐怖状況との直面は、ヒエラルキーの第1ステップまたは最後に終了したステップから始めます。順を追ってヒエラルキーのステップを実行し、あなたの不安がコントロール不能になりつつあると最初に感じるステップ（不安尺度のレベル4）まで進みます。不安がコントロールできないと思わなければ大成功です。まずは不安が落ち着くまでその恐怖状況にとどまることが肝心です。その状況に不安を感じていても、不安のレベルがコントロール不能の限界点に到達しないかぎり、その状況に身を置き続けるようにしてください。充分に時間をかけて、不安がおさまるのを待ちます。暴露を行うときには、第1章で紹介した腹式呼吸がとても役に立つはずです。腹部を使っての呼吸は不安の部分的解消に効果があります。

撤退。 あなたが不安をコントロール不能と考えるようになったとき、言い換えれば不安尺度のレベルが４以上になってしまったら、その状況から撤退します。撤退という意味は、一時的にその状況を離れ、気分が戻ったあと再度その状況に自分をさらすということです。撤退はほとんどの状況で可能ですが、飛行機の中などこれが不可能な場合は、こころの中の平和な情景へと撤退します。撤退は状況からの逃避または回避とは違います。その目的は、状況への再感作を防ぐことにあります。

回復。 恐怖状況から一時的に撤退したときは、不安のレベルが低下するまで待ちます。充分な時間をかけ、確実に不安を静めてください。この段階では、腹式呼吸または歩き回ることなどがこころの平静を取り戻すのに役立ちます。

再挑戦。 不安から回復したら、再びヒエラルキーの順に段階を踏んで恐怖状況に挑戦します。そして、疲れるまであるいは再び不安がコントロール不能になるまで暴露を続けます。前回よりもさらに先のステップへ進むことができたり、より長時間その状況にとどまることができれば成功です。前回よりも短い時間しかとどまることができずにいたとしても、気にすることはありません。撤退後のあなたの挑戦が、前回よりも見劣りのする成績であっても、自分を責めるようなことはしないでください。これはよくあることです。数日中にまたヒエラルキーの階段を上がっていけるようになります。

上述のサイクル――暴露、撤退（もしあれば）、回復、再挑戦――を繰り返し行い、疲れたり退屈したらその日の作業はやめにします。自分で可能と判断するあいだは、ヒエラルキーのステップを上に向かって挑戦し続けてください。この作業の実践時間は通常1セッション30分から2時間に落ち着くはずです。普通は1日1セッションで充分でしょう。しかし、ヒエラルキー挑戦の進み具合は一定とは限らないことを肝に銘じておいてください。ある日は数ステップをこなすことができ、とてもうまくいったと感じるかもしれません。しかし別の日にはまったく進展がなく、その前日のステップまでたどりつけないことがあるかもしれません。月曜日には、ここ数年で初めて食料品店にひとりで5分間もいられたとします。しかし、翌日の火曜日にそこにとどまれる時間はまた同じ5分間だけでそれ以上は無理かもしれません。そして水曜日にはその食料品店に入ることすら困難になるかもしれないのです。しかし木曜日と金曜日にはそこに10分以上いることができるかもしれません。この「好・不調」と「二歩前進一歩後退」は暴露療法に特徴的な現象です。うまくいかないからといって落胆しないでください。

暴露療法で最大の効果をあげるには

暴露療法の利点を最大限にいかすためのガイドラインを以下に紹介します。

▒支援者の協力を得る

設定したヒエラルキーに挑戦するにあたって、信頼できる支援者（配偶者、同居人、友人、専門の介護者など）に同行してもらうなどの協力を得ることが、特に最初の段階ではとても重要になります。支援者はあなたの身を守り、安心感を与えてくれるとともに、会話によって気を紛らわせてくれたり、うまくいった時には励ましてくれるでしょう。しかし決して支援者があなたに無理強いしてはいけません。ヒエラルキーのステップを実行するのはあなた自身であり、すべての判断は自分で行います。しかし、暴露に対してあなたに生じる抵抗を支援者が見分けられるのであれば、その抵抗の有無をあなたが認識できるよう手伝ってもらってください。支援者の大切な仕事は、あなたを励まし成果を判断することなく支援を行うことです。ヒエラルキーのステップを進んでいくにつれて、最終的にあなたはひとりで恐怖状況と直面できるようになるでしょう。

リスクを恐れない

長いあいだ避け続けてきた恐怖状況に直面することは、軽度から中等度のリスクをともないます。しかしヒエラルキーの構築をわずかな目標ごとに少しずつ設定し、段階的に実行に移していけばリスクも最小限に抑えられるでしょう。

抵抗に対処する

回避し続けてきた状況に自分を暴露することは、抵抗を生むかもしれません。暴露の実践を遅らせたり、引き延ばす理由を考えるようになったら要注意です。ただ単に恐怖状況に身を置くと考えただけで強い不安を感じ、閉じ込められたような気分になったり、「とても自分にはできない」あるいは「それは無理だ」と敗北主義的なひとりごとを言うようになるかもしれません。抵抗に足をとられることなく、脱感作のプロセスをひとつの重要な治療機会ととらえてください。恐怖症にとりつかれることがなければ、あなたの人生や他人との関係がどれだけ改善されるかを考えて、励ましの言葉を自分にかけてください。実生活内暴露療法への当初の抵抗を克服したあとは、進み具合がずっと楽になるはずです。いかなる段階においても抵抗が問題となってうまくいかないと感じたら、暴露療法に詳しいセラピストに相談しましょう。

ある程度の不快感は容認する

脱感作の過程で、ある程度の不安を感じることは避けられません。開始当初は比較的ひどい不快感を感じることもあるでしょう。しかしその不快感は、あとで手に入れる快感の基礎作りと考えてください。暴露に習熟するにしたがい、各段階を完遂することへの自信が湧いてくるはずです。

「フラッディング」を避け積極的に撤退する

脱感作されるにしたがって、あなたを不安にする状況への暴露時間とその強度をコントロールできるようになるでしょう。しかし、暴露を実践していて不安のレベルが手に負えないほど大きくなると感じ始めたとき（不安尺度の４以上）には、いつでも積極的に撤退するようにしてください。そして回復を待って再度恐怖状況に直面化します。フラッディング、すなわち過度の暴露は、恐怖状況に対する再感作をひき起こす場合があります。

万一にそなえる

もしあなたがエレベータ内で暴露を実践中に、最悪の事態すなわちエレベータが故障して閉じ込められてしまったら、あるいは高速道路にのったばかりの、出口のかなり手前でパニックに襲われたとしたら…。いかなる場合も、このような最悪のシナリオへの対応策を事前に立てておく必要がります。エレベータの例では、あらかじめ非常用電話が故障していないかを確認してからのるなどの予防措置を講じます。また高速道路の例で言えば、いざとなればいつでも路肩に退避できるし、次の出口まで非常灯を点滅させてゆっくり走ればよい、と事前に自分に言い聞かせてください。非常脱出手段のない状況に入る場合には、リラクセーション法を録音したカセットとプレーヤーあるいは携帯電話などを持参します。

あなた自身のペースを信頼する

暴露をある種の競争のようなものと考えることは禁物です。いかに速く問題を克服できるかが目標ではありません。速すぎるペースを自分に課すことは、恐怖症への再感作の危険をもたらします。

小さな成功でも報酬を

たとえ小さな成功でも自分に報酬を与えることが、実践を継続していく上での動機づけになります。例えば前日よりも少しばかり深い恐怖状況にとどまることができた日には、新しい服を買う、あるいは外で食事するなどの報酬を自分に与えましょう。その状況にいましばらく長くとどまり、もう少し不安に耐えることができるようになるためです。

初期段階のパニックに対処する方法を学ぶ

恐怖状況からの撤退が簡単ではない場合、この章までに学んだすべての方法を用いて対処します。ためらったり抵抗したりせず、すべてに流動的な態度をとり、身体的感覚に従うことを忘れないようにしてください。撤退したくなったときにはこのオプションを試してみましょう。

積極的コーピング声明を活用する

暴露の実践前またはその最中には、以下のようなコーピング声明（対処の言葉）を利用して自分に言い聞かせてください。

この機会を利用して不安状況に慣れるようにしよう。
（　　　　　）の恐怖と直面することが、その不安を克服する最良の方法だ。
（　　　　　）と直面するたびに、私は恐怖からの解放に一歩ずつ近づいていく。
いまこの段階を経験しておくことで、行動の自由により早く近づくことができる。
実際にその状況になれば、気分はよくなる自信がある。
いよいよとなればこの状況からはいつでも撤退できる。
この状況とは前に直面したことがある。こんども大丈夫。

閉じ込められたと感じるのは自分の考えにすぎない。自分の考えを変えれば自由になれる。

恐ろしいことなんて何も起こるはずがない。

思っていたよりも恐くないじゃないか。

実践を続けていけばもっと楽にできるようになる。

不安を感じるたびに覚えておいた対処方法を使おう。

この気分は一時的なものだからすぐに楽になる。

アドレナリンが作用しているだけ——すぐにおさまるはず。

頭で考えているだけ——現実じゃない。

この気持ちや感じに危険なものなんて何もない。

大丈夫——自分ならできる。


以上のような言葉をインデックスカードにあらかじめ書いておき、必要なときに取り出せるよう暴露の実践時に持ち歩きましょう。

▨実践は定期的に行います

理想的には、実生活内脱感作は週に2、3回行います。恐怖状況への暴露を数回繰り返しながら

1回のセッションに長い時間をかけるほど、短時間のセッションに比べて速やかに効果が現れます。適切なタイミングで撤退しているかぎり、一度のセッションで過度の暴露を経験することはありません（最悪の場合でも疲労や倦怠感が残る程度でしょう）。規則正しく頻繁に実践することが暴露を成功させる鍵となります。

後退があることを予期し、上手に処理する

前に暴露がうまくできた状況に今回は耐えられないということがあっても、それを通常の回復の一部と考えてください。回復は直線的に進むものではありません。前進だけでなく、停滞もあれば後退もあります。数度の後退は回復へ向かう過程の一部です。とりわけ、一度の後退で落胆し、それ以降暴露の実践をあきらめることがないようにしてください。こんな日もある、こんな週もあるという程度に考え、そこから何かを学べばよいのです。

強い感情があらわれることに準備しておく

長いあいだ避け続けてきた恐怖状況に直面することは、不安のみならず怒りや悲しみなどの抑えつけられてきた感情を刺激する場合があります。それが通常予期される回復過程の一環であることを認識しておいてください。不快と感じることがあっても、こうした感情があらわれることそのも

のは、悪いことではありません。

▒最後までやりとげる

暴露療法を終了するということは、以前は不安を生じた状況があなたにとって問題とはならなくなったということです（もちろん誰もが恐れるような極限状況は除外します）。どれほどの数の恐怖症に取り組み、どれくらいの頻度で暴露を行うかによって異なりますが、一般に回復には1ヵ月から1年の期間を要します。1、2の例外を除いてほとんどの状況に不安を感じることはないという程度の回復では、まだ充分とは言えません。長期間持続する恐怖症からの自由を得るためには、恐怖症ではない人が安全と考えるいかなる状況にもためらうことなく直面できるまで、そして不安反応そのものをコントロール可能で危険ではないと考えられるまで暴露を実践し続けることが必要です。

▒つっかい棒や松葉杖をとりはらう

暴露の初期から中期段階へかけて、支援者、抗不安薬、あるいは「安全装置」である幸運のお守りや携帯電話など、つっかい棒や松葉杖の役目を果たすものの助けを借りて不安のレベルを抑えることは効果的かつ必要なことかもしれません。もしあなたの目標が高速道路で運転できるようになること、飛行機にのること、スピーチができることなど、困難な状況に直面することの対処だけならば、これらの手段にいつまでも頼り続けることもよいでしょう。しかし、あなたの目標が不安を克服することにあるのなら、これらのつっかい棒や松葉杖は最終的に捨て去ることが必要です。

系統的（または心像）脱感作

実生活において恐怖に直面することができない場合はどうしたらよいのでしょうか？　例えば大陸横断の航空便が利用できないという恐怖への対処策に、実生活内暴露は現実的な選択肢とは言えません。系統的脱感作は、この種の恐怖症を解決するための技法のひとつです。実生活内暴露と同様に、系統的脱感作の実践も段階的に不安を誘発するヒエラルキーを用いて行います。その違いは、実生活での実践ではなく、実践している自分を視覚化する点にあります。系統的脱感作を実生活内暴露による恐怖状況の直面に先立って行うほうが有効な場合もあります。

系統的脱感作実践のガイドライン

系統的脱感作の実践を計画するにあたって、まず脱感作を実践したいと思う恐怖状況――例えば飛行機にのること――を定め、そのあとにヒエラルキーの作成にとりかかります。この場合、想像する状況はほとんどあなたを不安にさせない、かなり狭い範囲にとどめます。シナリオとしては、状況への完全な暴露から時間と距離を少しおいた状態に自分があることを想像して設定します。例えば、いま自分は空港近辺の駐車場にいて空港内には足を踏み入れていない、あるいは搭乗の日から1ヵ月前の感情を想像するなどです。または、支援者がそばにいることを想像して状況が誘発する恐怖をやわらげてもよいでしょう。このようにして、恐怖症の非常に軽度な例を想像し、それをヒエラルキーの最初のステップに設定します。

次にあなたの恐怖症に関連して最も強烈で最も挑戦がむずかしいと思われる状況を想像し、ヒエラルキーのもう一方の極である最終ステップに設定してください。飛行機恐怖症の場合であれば、大陸横断のフライトが離陸してしまったところ、または飛行中にひどい乱気流に遭遇したところなどです。次にゆっくりと時間をかけ、自分の恐怖症について段階的強度に分かれた8つ以上の状況を考え出し、不安を誘発する潜在力の順にそれを並べてみます。飛行機恐怖症のヒエラルキーの場合、飛行機に搭乗する時点、客室乗務員が扉を閉めてロックする時点、離陸する時点などが中間階層として考えられます。最終的にはその状況に実生活内で直面化することを考えているのであれば、ヒエラルキーで設定する状況が実際のそれと合致することが望ましいでしょう。すでに設定した最初と最後のステップのあいだに、これらの状況を容易なものから順に組み入れます。

■系統的（心像）脱感作の基本的手順

①まず2、3分かけてリラックスします。漸進的筋肉リラクセーション法または必要に応じてその他のリラクセーション技法を利用してください。

②平和で静かな情景をありありと思い浮かべます。こころの中に鮮やかに想い描くことができる、あなたをリラックスさせてくれる情景です。戸外の情景（砂浜、牧場、山の中など）、室内の情景（暖炉のそば）、またはあなたが個人的に想像できるいかなる場所でもかまいません。何よりもまず自分が安全と感じる場所を想像してください。そこに約1分ほどとどまります。

③あなたが作ったヒエラルキーの最初のステップにある状況を想像します。そこに30秒から1分のあいだとどまってください。あたかも自分がそこにいるかのように、できるだけありありと詳細に場面を視覚化してください。自分の行動や感情が落ち着いていて、自信に満ちているところを想像します。不安をまったく感じないかほとんど感じなくなったら、ヒエラルキーの次のステップにある情景へと移ります。

④もしその反対に、あなたが軽度から中等度の不安を感じるようであれば、30秒から1分をフルに使って、その情景の中でリラックスできるようにします。あなたのからだの中にある、あらゆる不安な感覚を呼吸とともに吐き出し、「私はいま冷静でゆったりとした気分だ」などの落ち着くための主張の言葉を繰り返し自分に言い聞かせます。その状況に、冷静にしかも自信をもって対処して

いる自分を想像します。

⑤暴露が1分間を超えたら、恐怖状況から平和な情景へと撤退します。平和な情景には、1分あるいは完全にリラックスするまでそのままとどまってください。そして再び上記④と同じ恐怖状況を想像し、30秒から1分のあいだそこにとどまります。想像した恐怖状況がまったく不安を誘発する力がなくなるか、誘発された不安が最小となるまで、恐怖状況と平和な情景とのあいだを交互に（それぞれ約1分ずつ）行き来します。

⑥もしも想像した特定の情景がとても強い不安をかきたてる場合、特に自分がパニックに近づきつつあると感じる場合には(前述の不安尺度を参考にしてください)、その情景には10秒以上とどまらないようにします。ただちに平和な情景に撤退し、完全にリラックスするまでそのままとどまります。よりむずかしい状況への挑戦は、短時間の暴露と平和な情景とのあいだを交互に行ったり来たりしながらゆっくりと行います。特定のヒエラルキー状況がどうしてもむずかしいと感じたら、おそらくもう一段のステップが必要でしょう。最後に暴露が成功したステップと、むずかしいと思うステップとのあいだに、難易度がその中間となるステップを追加します。

⑦ステップ・バイ・ステップでヒエラルキーを実践していきます。一般に、ある状況への不安を低減するには最低2回の暴露が必要と思われます。現在のステップで設定された状況に完全に不安感がなくなるまでは、次のステップに進まないという原則を常に守ってください。系統的脱感作の実

践は１日に15分から20分行います。毎日最初にとりかかるのは、その前日に成功したステップからです。新たなステップからではありません。

第5章 規則正しい運動をこころがける

この章では、以下の項目について学びます。

- 運動の不安低減効果を最大限発揮させる方法
- 最適な運動計画の立案
- 運動をなまける言い訳に打ち勝つ方法

恐怖からは走って（お望みなら泳いで）逃げることもできます

規則正しく精力的に行う運動は、不安を低減する上で最も強力で効果的な方法のひとつです。不安を経験すると、私たちのからだの中に起こる自然な「闘争あるいは逃亡反応（脅威に対する急激なアドレナリンの分泌）」が過剰となります。運動は、「闘争あるいは逃亡」モードで覚醒されたからだにとって、自然なはけ口となります。また規則正しい運動は、恐怖状況に対する予期不安発現の傾向を低減し、あらゆる種類の恐怖症からの回復を早めるためにも有効です。

運動で強化されるのは筋肉ばかりではありません

規則正しい運動は、不安の底にひそむいくつかの生理学的原因に直接作用し、不安に対する防衛を強化します。運動がもたらす生理学的利点とは、

- 緊張感や「締めつけられる感じ」の原因の多くを占める骨格筋の緊張を減少させる。
- 持続的な覚醒状態の原因をつくる血液中の過剰なアドレナリンとチロキシンの代謝を速める。

- 恐怖症反応を潜在的に悪化させるうっ積した欲求不満を解消する。
- 脳内および血流中の酸素濃度を高め、敏捷性と集中力を増強する。
- 健康感に及ぼす作用と化学構成がモルヒネに似ている、エンドルフィンと呼ばれる自然物質の生成を刺激する。
- 脳内のセロトニン（重要な神経伝達物質のひとつ）濃度を増し、抑うつ気分と不安の両方の低減を助ける。
- 血液のｐＨを下げ（酸性度を上げる）、活力レベルを増加させる。
- 血液循環を改善する。
- 消化と食物の吸収を改善する。
- 皮膚、肺、内臓からの排泄を改善する。
- コレステロール値を下げる。
- 血圧を下げる。
- 体重の減少と食欲の抑制に有効。
- 糖代謝を改善する（低血糖症の場合）。

以上のような身体的変化にともない以下の心理学的効果が期待できます。

- 主観的健康感が増す。
- アルコールや薬物への依存が減る。
- 不眠が減る。
- 注意力と記憶が改善される。
- 抑うつが減る。
- 自信が増す。
- 不安をコントロールできるという感覚が増す。

運動計画を立てます。準備はよいですか？

からだの状態によっては、あなたが行う運動の量と強度を制限しなくてはなりません。規則正しい運動の計画を立てる前に、以下の8つの質問に答えてみてください。もし回答がひとつでも「はい」だとしたら、運動を定期的に行う前に必ず医師に相談してください。あなたの状態に合わせて、制限され管理された運動計画を勧めてくれるでしょう。

①いままでに医師から心臓に問題があると言われたことがありますか？

②胸や心臓が頻繁に痛くなりますか？
③フラフラしたりめまいを感じることが時々ありますか？
④いままでに医師から、運動したら悪化する可能性がある関節や骨の問題（関節炎など）があると言われたことがありますか？
⑤いままでに医師から血圧が高すぎると言われたことがありますか？
⑥いま糖尿病を患っていますか？
⑦あなたは40歳以上で、激しい運動には不慣れですか？
⑧ここにあげたほかに、運動計画の実行に障害となる身体的理由がありますか？

もしあなたの回答がすべて「いいえ」であれば、運動実践の準備はまずできていると安心してよいでしょう。最初はゆっくり、そして数週間をかけて徐々に運動量を上げていきます。あなたが40歳以上で運動に不慣れな場合は、運動開始前に医師による健康診断を受けてください。最初は誰かに同行してもらい一緒に運動するのもよいでしょう。あなたが運動に病的恐怖を感じるのであれば、他の恐怖症同様に、段階的暴露による脱感作が有効です（第4章を参照してください）。

運動の不安低減効果を最大限に発揮させるには？

運動が不安に対して大きな効果を及ぼすには、その回数、強度、時間などが充分でなくてはなりません。以下の基準を満たすようにこころがけてください。

- 有酸素運動が理想です。
- 最適な運動回数は週に４、５回です。
- 最適な運動時間は１回につき20〜30分以上です。
- 有酸素運動の最適な強度の目安は、心拍数を最低10分間（２２０－年齢）×０・７５に保つことです。

《有酸素運動による年齢別脈拍数》

年齢	脈拍（心拍）数
20〜29	１４５〜１６４
30〜39	１３８〜１５６

40～49……………130～148
50～59……………122～140
60～69……………116～132

週に1回の運動は避けてください。たまの激しい運動はからだにストレスを与え、害になるばかりで利点はほとんどありません（ウォーキングは例外です）。

目的に合った運動を

どのような形の運動を選択するかはあなたの目的次第です。一般に有酸素運動は、不安を減らすために行う運動として最適と言われています。有酸素運動は比較的大きな筋肉の持続的活動を必要とします。また骨格筋の緊張を減らし、心血管コンディショニング（効率よく組織や細胞に酸素を送り込む循環系能力の増進）を促します。規則正しい有酸素運動は、ストレスを減らし持久力を増強します。一般的な有酸素運動には、ランニング／ジョギング、自由形水泳、エアロビック体操、負荷の高いサイクリング、活発なウォーキングなどがあります。

有酸素運動による健康増進以外にも、運動を始める理由はいくつかあるでしょう。筋力の増強が目的であれば、運動計画の中にウェイトリフティングやアイソメトリック運動を採り入れてもよいでしょう。(心臓に問題があったり、狭心症の既往症がある場合は、ウェイトリフティングやボディビルディングは不適と思われます)。ダンシングやヨーガなどのストレッチングを含む運動は筋肉の柔軟性を増し、有酸素運動を補完するにはよい選択です。体重を減らすことが目的であれば、おそらくジョッギングまたはサイクリングが最適です。攻撃性や欲求不満を発散させるのであれば競技運動がよいでしょう。そして最後に、もしあなたが自然に接したいのであれば、ハイキングやガーデニングが適しています。激しいハイキング(例えばシエラ・クラブ［訳注：米国の環境保護団体］などが行っているもの)は体力と持久力の増進に適しています。

運動の種類を多様化することは、一般に有効と思われます。2種類以上の異なる運動を毎日交互に行うことを、「クロストレーニング」と呼びます。多くの筋肉群を用いた運動によって、さらにバランスのとれた健康状態が促進されます。人気のある組み合わせとしては、ジョッギングやサイクリングなどの有酸素運動を週3、4回、社交性のある運動(例えばゴルフ)またはボディビルディングなどを週2回行う例があります。2つの異なるタイプの運動を組み入れた計画を実行することは、そのどちらにも飽きがこないという利点があります。

以下にいくつかの一般的な有酸素運動を紹介します。それぞれに利点と潜在的欠点があります。

ランニング

長年にわたりジョギングやランニングは、おそらくその手軽さから有酸素運動の中でも最も高い人気を得てきました。必要な道具と言えばランニングシューズだけで、ほとんどの場合そのまま戸外へ走り出せば用は足ります。ランニングはカロリーをすばやく燃焼させるため、体重を減らすには最も効率のよい運動のひとつです。そして脳内のエンドルフィンとセロトニンの濃度を上昇させることから、数多くの研究報告でうつ病を軽減する効果が裏づけられています。ランニングはまた、過剰なアドレナリンの代謝と骨格筋の緊張を弛緩することで不安を減らします。約5キロメートルのジョギング（約30分）を週に4、5回行うことは不安への抵抗力強化に大変効果があります。約1・6キロメートルを12分で走るペースまで、徐々に負荷を上げていきます。

ランニングの欠点は、長期間行うと怪我のリスクが増加することです。特に硬い路面を走っていると、関節への継続的ショックが足、膝、腰などに問題を生じる可能性があります。怪我のリスクを以下の対策で最小限にとどめてください。

- 関節へのショックを吸収するランニングに適したシューズを選ぶこと
- できれば芝、ダート、競走路、硬めの砂浜など、軟らかい路面を選んで走ること。コンクリート舗装は避ける。アスファルト舗装では、適切なシューズを履き、毎日走らないかぎり大丈夫。

● 走る前にはウォーミングアップを行う。そして最初の1、2分は非常にゆっくりとしたペースで走ること
● ジョギングは他の運動と交互に行い、毎日のジョギングは避けること

悪天候や硬すぎる舗装面、スモッグ、交通事情などで屋外のランニングがむずかしい場合、自動のトレッドミル（据置き走行器）に投資してみるのもひとつの方法です。トレッドミルは、運動中に退屈しないようテレビやビデオの前におきましょう。

水泳

水泳はからだ中の多くの筋肉を使うとても優れた運動です。医師は筋骨格障害、怪我、関節炎などに悩む人には水泳を勧めます。関節へのショックが最低限に抑えられるためです。体重減少効果はランニングほどではありませんが、からだを丈夫にする効果があります。

有酸素レベルのコンディショニングには、自由形で20～30分の水泳をできれば週4、5回行います。中等度の負荷でリラックスを目的とするのであれば、平泳ぎも楽しい選択肢でしょう。原則として、水温が24～27℃の温水プールでの運動が最適です。

水泳の欠点は、強度に塩素処理されているプールの水です。そのせいで、眼、皮膚、髪、上気道

の膜組織などに炎症を起こす可能性があります。ゴーグルや鼻栓の使用である程度これを防ぐことができます。運がよければ、過酸化水素またはオゾン噴射を殺菌に使用したプールが近所にあるかもしれません。プールの殺菌に塩素が使われている場合は、水泳後にシャワーを浴び石鹸で充分に洗い流してください。

サイクリング

サイクリングは近年とてもポピュラーな有酸素運動になりました。ジョギングと共通する多くの利点があり、しかも関節への影響はこちらのほうが少なくてすみます。有酸素コンディショニング効果を得るためには、サイクリングは高負荷（平地を時速約25キロメートルで15分程度）で行う必要があります。天気に恵まれ、交通量が少なく景色もよい場所で、しかも自転車道路が整備されているといった条件がそろえば、サイクリングはとても楽しい運動です。天気が悪いときには屋内でテレビやビデオを観ながらエアロバイク（据置き自転車）をこぐのもよい方法です。

屋外でサイクリングを始めるのなら、初期投資として品質のよい自転車の購入が必要となるでしょう。数万円をかけて投資する前に、知り合いの自転車を借りてしばらく試してみるのもよい方法です。自転車の設計と寸法があなたに合ったものを選びます。さもないと後々問題が生じます。座面のクッションが効いたものを選ぶとよいでしょう。サイクリングを始めて2、3ヵ月訓練してから、時速25キロメートル（4分間で1・6キロメートルを走るスピード）で一定時間走るようにしてください。サイクリングは、1回1時間で1週間に3～5回行えば充分です。走行する際にはヘルメットを着用し、できるだけ夜間走行は控えます。

エアロビックス

エアロビックス・クラスのほとんどは、インストラクターの指導によるストレッチングとエアロビック体操によって構成されています。大抵の場合、これに音楽がつきます。ヘルスクラブなどで開設されているクラスが多く、参加者のレベルによって初級、中級、上級に分かれています。エアロビック体操は、種類によって関節に強い衝撃が加わるものもあり、できるだけ「低衝撃」クラスを探すことをお勧めします。段階的なクラス構成が運動の励みとなり、よい動機づけとなるでしょう。自己動機づけが充分あって自宅での運動が好みであれば、数多く市販されている良質なエアロビックス・ビデオを利用して行います。

エアロビック体操を始めるにあたっては、足をくじいたりすることのないよう、足元をしっかりと安定させ、ショックを吸収するよい靴を選んでください。また体操を行う場所の床面は、木製が最も好ましく、厚いカーペット敷きはできるだけ避けます。運動の頻度は（準備運動を含め）1回につき45分～1時間を週に3～5回行えば充分です。

ウォーキング

ウォーキングには、他のすべての運動をしのぐいくつかの利点があります。まず、訓練が要らないこと。どうすればよいかは誰もがすでに知っています。ふたつ目には、靴以外に必要なものはなく、ほとんどどこでも（その気になればショッピングモールでも）できることです。他の運動に比べ、怪我の確率を低く抑えられます。そして最後に、この運動が最も自然な活動形態であることがあげられます。わたしたちは皆抵抗なく自然に歩くことができます。座る生活が中心になる前までは、私たちにとって歩くことは自然な生活の一部でした。

ウォーキングを、リラクセーションや気晴らしに行うことと、有酸素コンディショニングとして行うこととは別物です。ウォーキングを有酸素運動として行うためには、1時間で約5キロメートル以上を歩くだけの活発なペースが必要です。通常20〜30分のウォーキングでは、有酸素レベルのコンディショニング効果を得ることはできません。ウォーキングを規則正しい運動として行うのであれば、週に4、5回、できれば屋外で行います。もし活発なペースでの1時間ウォーキングが運動として充分ではないと感じる場合は、ウェイトを持つか坂道を選んで歩きます。屋内用のトレッドミルは、速度調節によってウォーキングを有酸素運動に高めることができます。

ウォーキングの利点を最大限に活かすためには姿勢をよくすることが大切です。歩くときに出す足とは逆の手を振り出すことで、「クロスラテラル・コンディショニング」と呼ばれる、脳の左半分と右半分の統合に役立つ運動が自然に行えます。ウォーキングには良質のシューズを使用してください。中敷きが厚く土踏まずのアーチが充分な、しっかり足をサポートしてくれる靴を選びます。

4～6・5キロメートルの距離を無理なく休まずに歩けるようになったら、1、2日をかけて郊外や国立公園にハイキングに出かけてみましょう。屋外でのハイキングは、からだのみならずこころも活性化してくれます。

人生を楽しむ権利を行使しましょう

運動は楽しくそして愉快なものであるべきです。運動を継続するためには、なるべく早い時期に楽しく運動する癖をつけましょう。そのための方法は数多くあります。屋内にとらわれずに屋外に出ることが可能であれば、なるべく美しい場所（公園またはさらに望ましいのは田園地方）へ出かけます。水泳、サイクリング、ジョギングなどひとりでやる種類の運動であれば、時々は同行者を誘ってみましょう。個人的な理由あるいは天候がよくないために運動が屋内に制限される場合は、音楽を聴いたりビデオを観ながらエアロバイクやトレッドミルを使うことをお勧めします。運動しながら外国語を学んでいる人も実際にいますよ！

言い訳に負けない

運動をサボるための言い訳を考えるときには、創造力が突然豊かになると思いませんか？　そう思うのはあなただけではありません。だからと言って、言い訳に負けてせっかくの決意を台なしにさせてよいというものでもありません。以下に運動をサボるための典型的な言い訳とその対応策を紹介します。

「時間がないから…」　ここであなたが本当に言いたいのは、時間をつくる気がないということです。運動によって確実に手にすることができる健康、そして不安をコントロールする力の強化に、あなたは充分な重要性を置かないということです。問題は時間にあるのではなく、優先度にあります。

「疲れているから…」　ひとつの解決方法としては、仕事が終わったあとではなく、仕事につく前（または昼休み）などに運動を行うことです。これが不可能であっても諦めてはいけません。運動をしない人たちの多くは、適度の運動が疲れをやっつける可能性を認識していないのです。多くの人が疲労感にもかかわらず運動し、その後の気力の回復や充実感を味わっています。運動を始めるときの不活発な状態を乗り切れば、あとはだんだん楽になるでしょう。

「運動は退屈でおもしろくないから…」　この章でリストアップした運動すべてが本当に退屈なのでしょうか？　すべて実行してみましたか？　より楽しく行うには、誰かを誘って一緒に運動する必要があるかもしれません。あるいは2種類の運動を交互に行うことで興味が刺激されるかもしれません。最初はむずかしく感じても、始めて2、3ヵ月たつ頃から運動のもつ本質的な効果があらわれ始め、そのすばらしさも理解できるようになります。

「運動のためにわざわざ外へ出るのは不便だから…」　これはまったく理由になりません。自分の家で負荷の高い運動を行う方法はいくつもあります。いま人気の高いエアロバイクやトレッドミルなどは、1日に20分も使えば充分な運動量になります。こうした器具による運動が退屈ならば、ヘッドフォンつきのCDプレーヤーやカセットプレーヤーをかけながら走ったり、またはテレビの前に器具を置くなどして工夫できます。ビデオを見ながら行うエアロビック体操は、面倒がなくて楽しいものです。ジェイン・フォンダの低負荷エアロビックスビデオなどを見ながら始めるとよいでしょう。他にも、ミニトランポリン（リバウンダー）、カリスセニックス〔訳注：美容体操法〕、ローイングマシン〔訳注：ボートレース用の器械〕、ウェイトを調節できるホームジムなどを使った室内運動があります。朝のテレビ体操番組を利用する方法もあります。運動器具やビデオなどに使うお金がなくても、激しい音楽をかけて20分間ダンスすればよいのです。要するに、家から外へ出なくても適切な運動計画を実行することは充分可能なのです。

「運動は乳酸値を上げるからパニック発作の原因になるのでは？」　運動が乳酸を増加させること、そして乳酸がパニック発作に脆弱な人々に新たな発作を起こしやすいというのは事実です。しかし、規則正しい運動は体内の酸素代謝回転率を増加させます。酸素代謝回転率とは、からだが不要とする物質（乳酸も含む）を酸化する能力のことを言います。運動により増加した乳酸は、体内から乳酸を排除する能力の増強がそれを相殺します。規則正しい運動による効果は、体内の乳酸値増加傾向を、全体としてはマイナスの方向へ向けてくれるのです。

「40過ぎだから運動を始めるには遅すぎる……」　医師がはっきりと理由を示してあなたに運動しないよう指示しないかぎり、年齢が言い訳にはなりません。忍耐と根気があれば、ほとんど年齢に関係なくからだをベストな状態に保つことが可能です。

「体重が多すぎるし体調も不良なので……」あるいは「激しい運動を始めてからだにストレスがかかると心臓がおかしくなるかもしれないから……」　もしあなたに身体上の理由があって心臓にストレスをかけるのが心配ならば、必ず医師に相談の上、運動計画を立ててください。活発なペースのウォーキングは、ほとんどすべての人にとって安全な運動です。まれにしか骨や筋肉への損傷を生じないため、医師によってはこれを理想的な運動とする意見もあります。もしあなたが体重過多で太りすぎであれば水泳も安全な選択肢です。運動計画を立てるにあたっては、よく考えて現実的な選択を行ってください。それが毎日1時間のウォーキングであれマラソンのトレーニングであれ、重要なことは規則正しく熱意をもって継続することです。

「運動は前に一度やったけど効果がなかったから……」　ここで問題にしなければならないのは、なぜその時に効果がなかったのかという点です。最初から過激にしかもペースが早すぎはしませんでしたか？　あるいは飽きてしまったからですか？　運動を始めてすぐにからだが痛くなりくじけてしまった？　それともひとりで運動を続けることがつらく感じられたのでしょうか。規則正しい運動計画の身体的・精神的利点を、もう一度見直してみてはいかがでしょうか。

規則正しい運動は、本書で紹介する不安、悩み、恐怖症などを克服する全体計画の重要な一部分です。有酸素運動と深いリラクセーション技法との組み合わせを規則的に実践することで、全般性不安がかなり改善されるのを実感できるはずです。有酸素運動と深いリラクセーション技法は、不安に対する遺伝的・生化学的素質（学習された不安ではなく生まれつき備わった不安の一部分）を改造するふたつの最も有効な手段なのです。

第6章 こころを落ち着けるための正しい食事

この章では、以下の項目について学びます。

- カフェイン摂取を徐々に減らす方法
- 糖の摂取を最低限に減らし低血糖症を管理する方法
- リラクセーションのためのハーブ選び

不安とコーヒーかす

カフェインの消費、特にコーヒーを飲むことによる摂取は米国特有の文化であり、米国人はそれを通過儀礼のひとつとすら考えています。「起きぬけのコーヒー」への依存は、おとなになるまでに経験する人生の重要な事件、あるいは成人としての責任義務履行能力と同一視される傾向にあります。カフェインは一般に不安の対処に役立つと考えられていますが、それがいかなる形で摂取されても、不安を促進する生理学的状態を体内にひき起こします。実のところカフェインは食事から摂取される物質中でも最悪の罪人なのです。カフェインは脳内の神経伝達物質ノルアドレナリンのレベルを上昇させます。これによってストレスがかかったのと同じ覚醒状態が維持され、同時に交感神経系の活動とアドレナリンの分泌が高まります。またカフェインは、いわゆる抗ストレスビタミンと呼ばれるビタミンB_1（チアミン）を体内から奪います。要するにカフェインはからだを慢性の緊張・覚醒状態におき、その上さらに不安に対する抵抗力を弱めてしまうのです。

どの程度をとりすぎと言うのでしょうか？

一般的に、カフェインの不安誘発作用を最小限とするには、1日あたりの摂取量を100ミリグラム以下に抑えなければなりません。これを食品に置きかえると、パーコレータでいれたコーヒーならば1日に多くてカップ1杯、またはダイエットコーラなら1缶となります。

しかし、カフェインに対する感受性は人によって大きく違うことも事実です。コーヒーを1日に5杯飲んでもその作用が最小の人もいれば、反対にコーラ1缶や紅茶1杯で神経過敏になってしまう人もいます。他の常習性薬物と同様、カフェインの慢性的な消費は耐性を増強するため、離脱症状のリスクも増します。いままで1日5杯飲んでいたコーヒーをある日突然1日1杯にすると、疲労、抑うつ、頭痛などの離脱反応が生じることがあります。減らすのであれば数ヵ月をかけて徐々に行います。例えば1日5杯飲んでいたのを4杯に減らし、1ヵ月様子を見てから、次の1ヵ月はそれを1日に3杯または2杯に減らすといった方法です。デカフェ（カフェイン抜きのコーヒー。1杯あたりのカフェイン含有量は約4ミリグラム）やハーブティーなどで代用している人もいます。あなたも自分に最適な1日あたりのカフェイン摂取量を、いろいろ試しながら探ってみてはいかがでしょう。不安に悩まされやすい人の場合であれば、適量は1日あたり100ミリグラム以下となっています。パニック発作の既往歴がある場合は、カフェインを完全に断ちましょう。

《一般的な食品のカフェイン含有量》

熱い飲み物	1杯あたりのカフェイン（ミリグラム）
コーヒー（ドリップ）	146
コーヒー（インスタント）	66
コーヒー（パーコレータ）	110
ココア	13
デカフェ・コーヒー	4
紅茶（ばら、5分）	40
紅茶（ティーバッグ、5分）	46
紅茶（ティーバッグ、1分）	28

ソフトドリンク	1缶350ミリリットルあたりのカフェイン（ミリグラム）
コカコーラ	65
ダイエット・ドクターペッパー	54
ドクターペッパー	61
マウンテンデュー	55
ペプシコーラ	43

タブ	49
一般用医薬品	1錠あたりのカフェイン（ミリグラム）
アナシン	32
カフェドリン	200
エンピリン	32
エキセドリン	65
ミドール	132
ノードーズ	100
ヴァンキッシュ	33
ヴィヴァーリン	200
その他	
チョコレート	板チョコ1枚あたり、25ミリグラム

砂糖だからといって甘くみてはいけません

あなたは輪廻転生を信じますか？　もし信じているのであれば、あなたの前世についてひとつだけ確かなことがあります。それは、あなたの生まれた家がとてつもないお金持ちでもないかぎり、前世では砂糖をたくさん消費することはできなかったはず、ということです。いずれにせよ、現在の米国人1人当たりの年間平均消費量である54キログラムもの砂糖をむさぼることは不可能だったでしょう。

砂糖の摂取量が増え始めたのは、20世紀に入ってからのことです。そして今日米国では、かつてないほど膨大な量の砂糖が消費されています。食後にデザートを1つ2つ食べ、軽食に砂糖たっぷりの菓子を食べることなどが私たちの日常的な食生活の一部となりました。それに加えて砂糖は、サラダ・ドレッシングから加工肉、シリアル、さまざまな飲料にいたるまで数多くの食品に含まれています。

砂糖のジェットコースター

私たちのからだは多量に摂取された糖を短時間に処理することができないため、糖代謝の慢性的な不均衡が頻繁に起こります。人によってこれが、最近罹病率がうなぎのぼりに増加している高血糖症や糖尿病の発病につながり、そしてまた人によってはまったく逆に周期的な血糖値の低下となって、低血糖症と呼ばれる障害につながります。

低血糖すなわち強い不安

低血糖症の症状は、血糖値が50～60㎎／dℓを下回った場合、または血糖値が急激に下がった場合に現れます。通常これは食後2、3時間たった頃によくみられます。また、ストレスがかかると糖は体内で非常に速いスピードで燃焼するため、この症状は単なるストレス反応としても現れることがあります。低血糖症の最も一般的な症状には以下のようなものがあります。

- めまい
- 神経過敏
- ふるえ
- 脱力感、不安定感
- イライラ
- 動悸

どこかで見覚えのある症状とは思いませんか？　そう、これはすべて不安症状と同じなのです。

実は、低血糖症が原因で不安反応が起こる場合があるのです。一般には、食事をとったあと血糖値は上昇し、不安は遠のきます。正式ではない非医療的な低血糖症の診断方法として、食後3、4時間後に上記いずれかの症状の自覚があるかどうか、そして何か食べ物をとったらすぐにその症状が消えるかどうかがあります。

すい臓がインスリンを過剰に分泌すると血糖値は急落します。インスリンは、血流中のブドウ糖を細胞に取り込みやすくするホルモンです（過剰な血糖値を下げる糖尿病治療にインスリンが用いられるのはこのためです）。低血糖症では、すい臓が度を超してインスリンを分泌してしまいます。糖質をとりすぎると一時的に血糖値が上昇し、その30分後には膵臓が多量のインスリンを分泌することによる急激な低下が起こります。

突然のストレスや慢性ストレスに対する反応でもこれと同じことが起こります。ストレスが急激な血糖の消耗をひき起こし、脳に充分なブドウ糖が送られず二次性のストレス反応が起こるため、頭がぼうっとしたり、錯乱、不安、ふるえなどを経験します。

血糖値が下がりすぎると、副腎はアドレナリンとコルチゾールの分泌を開始します。その結果、不安と覚醒状態がより強く感じられるようになります。これは肝臓に蓄えられていた糖を血流中に放出し、血糖値を通常に戻すという特定の目的をもっています。低血糖症の自覚症状は、血糖の不足および副腎が仲介する二次性のストレス反応の両方によってもたらされるのです。

低血糖症を出し抜くには

低血糖症にはどのように対処すればよいのでしょうか？　幸い低血糖による問題の克服は、食事内容の変更とサプリメント（健康補助食品）の摂取で充分可能です。

もし低血糖症ではないかと思いあたる節があったり、すでに医師により低血糖症と診断されている場合は、以下のガイドラインを実行してみてください。それによって不安の汎化がより少なく、平静さの感覚が増すでしょう。そしてまた抑うつ気分や気分変動に左右されにくくなるはずです。

低血糖症のための食事

- 砂糖そのものを含むあらゆる食品の摂取をできるだけ避けます。キャラメルやチョコレート、アイスクリーム、デザート、炭酸飲料など明らかに精製糖を含む食品です。そして、デキストロース（ブドウ糖）、マルトース（麦芽糖）、高果糖コーンシロップ、コーン甘味料、糖蜜、高果糖など、よりわかりにくい形で糖類を使った食品も避けます。加工食品のラベルは必ず読んで、これらさまざまな形の糖類に注意しましょう。
- 甘いものの代わりに果物（ドライフルーツは糖度が高いので避けます）をとります。フルーツジュースは飲まないようにするか、等分の水で割って飲んでください。

- パスタなどの単純なでん粉質の食品、精白穀物、ポテトチップス、白米、白パンなどの摂取を減らすか避けます。その代わりに全粒パンやシリアルなどの複合糖質、野菜、玄米またはその他精白していない穀物などをとるようにしましょう。
- 複合糖質とたんぱく質を含む軽食（例えばツナにクラッカーあるいは全粒トーストにチーズなど）を、午前10時半から11時のあいだ、そして特に午後4時から5時のあいだにとるようにします。午前4時から5時頃に眼が覚めてしまったときは、軽食をとることでさらに数時間の睡眠がとりやすくなります。三食のあいだに軽食をとる代わりに、2、3時間以上の食間を空けず食事回数を増やし、1日4、5回の軽い食事をとる方法も可能です。以上の代替方法はいずれも安定した血糖値の維持を目的としています。

サプリメント（健康補助食品）

ビタミンB複合体、ビタミンC、キレート化クロム（例えば糖性因子とも呼ばれるクロミウムピコリネート）などは、血糖値の安定に役立ちます。ビタミンB複合体やビタミンCは、ストレスに対する回復力を増強してくれます。ビタミンB群は、体内で炭水化物をブドウ糖に変換する代謝過程の調節を助けます。クロムは血糖値の直接的な安定作用をもっています。サプリメントをとるにあたってのガイドラインは以下のとおりです。

ビタミンB複合体――11のビタミンB群すべてを25～100ミリグラム食事時に1日1回とる。

ビタミンC――1000ミリグラムを食事時に1日1、2回とる。

有機3価クロム(クロミウムピコリネート)――1日あたり200マイクログラム。このサプリメントは地元の健康食品販売店で手に入れることができます。

低血糖症の詳細については巻末の参考文献を参照してください。

食事は菜食主義に

食事を菜食中心へと切り換えることで、あなたの気分もより平穏で不安の少ないものへと変えることができます。あなたが獣肉、乳製品、チーズ、卵製品などを食べ慣れているのであれば、すべての動物性タンパク源を食事から追放する必要はありませんし、それをお勧めもできません。しかし、例えば赤身の肉だけをあきらめるか、牛乳の消費を制限し代わりに豆乳などを飲むだけでも、際立った効果が得られます。

菜食中心の食事がなぜ比較的穏やかな気分をもたらすのでしょう? 獣肉、鶏肉、乳製品、チーズ、卵製品は砂糖や精粉食品と同様、すべて造酸性の食品です。これらの食品はその成分が必ずしも酸性ということではありませんが、体内における代謝後の残留物質が酸性であるため、からだをより酸性にするのです。このことがふたつの問題を生じます。

①からだがより酸性になると、食べた物の消化管を通過する時間が長くなり、ビタミンやミネラルが充分に吸収されなくなります。このビタミン類、特にビタミンB類、ビタミンC、そしてミネラルなどの選択的吸収不足は、からだのストレス負荷をわずかながら高め、最終的には軽度の栄養不良状態をもたらします。食べ物を充分に消化吸収できないかぎり、いくらサプリメントを補給しても、こうした状態を正すことが可能とは限らないのです。

②造酸性の食品、特に獣肉類は、からだにとってうっ血性の代謝性分解物を生じることがあります。あなたがストレス状態にあるときにはタンパク質の消化が適切に行われないため、この傾向がさらに強まります。結果として倦怠や疲労を感じ、粘液過多あるいは蓄膿症などの問題を生じる場合があります。不安とこのうっ血状態は同じではありませんが、からだにストレスを加え緊張と不安をさらに増加させる結果をもたらします。造酸性食品によるうっ血状態が少ないほど、からだが軽く頭が冴えわたる感じがするのです。また、数多くの薬物も体内で酸性反

応を生じることがあり、造酸性食品と同じような問題をひき起こす可能性がありますから注意してください。

体内の酸とアルカリのバランスを適度に保つには、造酸性食品の摂取を減らすことが大切です。ほとんどの動物性食品、砂糖、精粉食品などは造酸性で、体内の酸性度を増加させます。アルカリ食品として名高いものは、すべての野菜、ほとんどの果物（例外はプラム、レーズン、プルーンなど）、玄米、あわ、そばなどの全粒穀物、それにスプラウト類です。カロリーの50〜60％をこれらの食品からとるのが理想的ですが、冬は摂取する動物性タンパク質の率を若干高めにしてもかまいません。食事により多くのアルカリ食品をとりいれ、あなたの感じ方に変化が生まれるかどうか試してみてください。しかし、造アルカリ性食品の数を増やすことで、たんぱく質の摂取を減らさないように注意してください。

摂取する炭水化物の量に合わせてたんぱく質をとる

ほとんどの栄養学者が最近まで、複合糖質（全粒穀物、パスタ、パンなど）をたくさん（全摂取カロリーの約70％まで）とることを勧めていました。主流となっていた考え方では、脂質のとりすぎが心血管系疾患をひき起こし、たんぱく質のとりすぎは体内の酸性度と毒性を過剰に高めるとしていました。理想的な食事は、脂質が15～20％、たんぱく質が15～20％、残りを炭水化物で、とされていたのです。

しかしこの数年間で、多量の炭水化物を摂取することに対するかなりの反証が示されました。炭水化物は体内でブドウ糖を作るために使われます。ブドウ糖は脳やからだが燃料として使う糖です。ブドウ糖を細胞まで運ぶために、すい臓はインスリンを分泌します。炭水化物を多量に摂取することは、インスリンの分泌量が増加することを意味します。インスリンが過剰に分泌されると、体内の最も基本的なホルモン系および神経内分泌系、特にプロスタグランジンとセロトニンの生産に有害作用を及ぼします。

要するに菓子、シリアル、パン、パスタ、(米などの) 穀物、そしてデンプンを含む野菜 (にんじん、とうもろこし、いもなど) のとりすぎによってインスリンの分泌量が増加し、からだの基本系統のバランスをくずしてしまう可能性があるのです。この危険を避けるためには、複合糖質を食事からまったく排除するのではなく、全体のカロリー摂取量を増やさずに、たんぱく質や脂質の摂取割合にあわせて、複合糖質の摂取量を減らすことが重要です。これにより脂質やたんぱく質の摂取量が過剰となることなく、毎食摂取するたんぱく質と脂質の量に見合った適度な割合の炭水化物をとることができます。最適な摂取比率は、たんぱく質30％、脂質30％、炭水化物40％です。そして植物性たんぱく質および脂質が、動物性に比べて望ましいとされています。

バリー・シアーズ博士（Dr Barry Sears）は、その著書 *The Zone*（1995）［邦題：食事革命4・3・3ダイエット］の中で、たんぱく質や脂質の量に比例して炭水化物の摂取を減らすことの効用が多くの研究から支持されていると述べています。不安や気分障害は、神経伝達物質、特にセロトニンの欠乏に起因することが知られています。たんぱく質に含まれるアミノ酸が継続して供給されないかぎり、体内での神経伝達物質（特にセロトニン）の生産は不可能です。シアーズ博士の40：30：30ダイエット法をあなたが食事にとりいれるかどうかは別として、私は毎回の食事にたんぱく質（望ましいのは魚、有機飼育の鶏肉、豆腐、テンペ、プロテインパウダー、大豆、穀物など）をとることを強くお勧めします。そしてたんぱく質、特に獣肉、鶏肉、魚などの摂取割合を、30％以下に抑えるようこころがけてください。これはからだが過度に酸化することを防止するためです。

ハーブでリラックス

ハーブは植物性治療薬として、千年以上も健康管理医療の一端を担ってきました。実際に、処方される薬の25％がいまだにハーブをベースにしています。

ハーブは従来欧州でとても人気がありましたが、近年は米国でも徐々に人々の興味をひきつつあります。ほとんどの薬局は、風邪から記憶力減退にいたるまで幅広い症状に適用できるハーブをとり揃えています。

ハーブは処方薬に比べ、よりゆっくりとおだやかに作用します。あなたがザナックス（訳注：日本ではコンスタン、ソラナックスの名で処方可能）のような短時間作用型の強力な薬を好むのであれば、ワレリアナ根（吉草根）などリラックス・ハーブの緩徐な作用には忍耐が要るかもしれません。特異的な生化学的変化をからだに強いる薬物とはちがって、ハーブの主な利点は、からだと調和のとれた自然な作用にあります。

不安を低減してくれる天然ハーブにはいくつかの種類があります。これらのハーブは抗不安薬ほど強力ではありませんが、リラックス作用は確実にあります。カバ（カバカバ）とワレリアナ根がおそらく現在最もポピュラーで広く用いられているハーブでしょう。その他にリラックス作用で知られるハーブには、トケイソウ（パッションフラワー）、タツナミソウ、ホップ、ゴトゥコーラ、カミツレなどがあります。これらのリラックス・ハーブは、個別でもまた組み合わせて服用することも可能です。ほとんどの健康食品店または薬局で、これらのハーブは以下の3つの形で購入することができます。

●ハーブそのもの（煎じてハーブティーにする場合）

- カプセルまたは錠剤
- ハーブを蒸留しアルコールまたはグリセリンに保存した液体抽出物（通常小さな瓶に容れられてスポイトが付いてきます）

上記3種類をすべて試してみて、どれが自分に一番合うかを決めてもよいでしょう。

ハーブ療法には利点もありますが、天然の薬草だからといって危険がないわけではありません。以下のハーブを利用する前、あるいはその他のハーブ療法を始める前に、必ず医師に相談することをお勧めします。

カバ（カバカバ）

カバは、天然の抗不安薬として近年米国で特に人気の高いハーブのひとつです。多くの人が、カバにはザナックス（抗不安薬）などの処方薬とほぼ同等のリラックス作用があると考えています。ポリネシア人は何百年ものあいだ儀式や社交の場でカバを用いてきました。少量の服用では多幸感をもたらしますが、大量に用いると無気力、眠気、筋弛緩などの作用が出てきます。

数少ない研究報告によれば、カバは大脳辺縁系、特に脳中枢で不安に関わる扁桃体の活動を抑制するとされています。カバの神経生理学的な作用に関しては、現時点ではこれ以上の詳細はわかっていません。

カバがザナックスやクロノピン（訳注：日本ではランドセン、リボトリールの名で処方可能）などの抗不安薬よりも優れている点は、それが常習性をもたないことにあります。そして抗不安薬がしばしばひき起こすような記憶の障害や抑うつの悪化もそれほどみられません。

カバを買うときには、有効成分であるカバラクトンの含有割合を表示した規格品を購入することをお勧めします。カバラクトンの含有割合は、30～70％までさまざまです。カプセルまたは錠剤に含まれるカバの総ミリグラム量にカバラクトンの含有割合をかけると投与量の強さが計算できます。たとえば200ミリグラムのカプセルで、カバラクトンが70％であれば、実際の投与量は140ミリグラムということになります。

健康食品で売られているほとんどのカバ製品には、1カプセルあたり50～70ミリグラムのカバラクトンが含まれています。ある研究報告によれば、この程度の強さのカバを1日に3、4回分服することで、抗不安薬1回の服用と同等の作用があるとしています。

《カバに関する重要な注意事項》

ご注意ください：最近主に欧州で、カバを服用していた少数の人に重い肝臓障害が生じたとの報告が出されました。カバを試してみようと思われる方は、事前に医師の相談が必要です。その際医師には、現在服用している薬および既往症の有無などを必ず申し出てください。現在肝障害のある方、または肝臓への有害作用があることで知られる薬を服用している方は、カバを服用してはいけません。カバと、ザナックスやクロノピンなどの抗不安薬、そしてアルコールの併用は避けてください。また、カバはさまざまに異なる名前で販売されています。ハーブをサプリメントとして用いる際には、内容物を事前によく確認してください。

ワレリアナ根

ワレリアナ根は、欧州でとても広く用いられているハーブの抗不安薬・鎮静薬ですが、近年は米国でもポピュラーになりつつあります。主に欧州で実施された臨床試験の結果によると、軽度から中等度の不安や不眠症の軽減に、抗不安薬と同等の効果を示すとされています。しかし抗不安薬に比べ副作用は少なく、常習性はありません。そしてワレリアナ根は、抗不安薬ほど記憶や注意力を障害せず、無気力や眠気も誘発しません。

ワレリアナ根はどこの健康食品店でも、カプセル、液体の抽出品、茶の3種類の製品の形で購入できます。不安や不眠の治療にワレリアナ根を使うのであれば、これらのいずれの製品が自分に合うか、容器やパッケージに書かれた指示をよく読み、試用して決めるとよいでしょう。ワレリアナ根はよくトケイソウ、タツナミソウ、ホップス、カミツレなど、他のリラックス・ハーブと組み合わせて売られていることがあります。こうした組み合わせのほうが口当たりがよく効果も高い場合があるので、一度試してみてください。

ワレリアナ根が不安や不眠に対する有効性を完全に発揮するまでには1週間程度の時間を必要としますから、すぐには効果を感じなくても服用を続けてください。一般論として、私はワレリアナ根の毎日の服用を6ヵ月以上続けることはお勧めしません。長期に続けるのであれば、週に2、3回の頻度がよいでしょう。

欧州での長い実績から、ワレリアナ根はとても安全なハーブとして知られています。しかし稀に不安、不穏、動悸などが増すとの逆説的反応の報告例がみられますが、おそらくアレルギー反応と思われます。ワレリアナ根に限らずハーブを使っていてこうした反応が現れた場合は、すぐに服用を中止してください。

▒トケイソウ（パッションフラワー）

トケイソウは天然の抗不安薬として、多くの人からワレリアナ根と同程度に有効と考えられています。高用量では神経と筋肉の両方の緊張をリラックスさせることから、不眠の治療によく用いられます。健康食品店で、カプセルまたは液体抽出物で手に入れることができます。ワレリアナ根など他のリラックス・ハーブとの組み合わせで売られている場合も多いようです。使用にあたっては、容器またはパッケージの指示書をよく読んでください。

ゴトゥコーラ（Gotu Kola）

ゴトゥコーラは、インドでは千年以上も前から使われているハーブです。穏やかなリラックス作用があり、衰弱した神経系統を活性化してくれます。血液循環や記憶機能を改善し、産後の母体の回復によい作用を及ぼすとされています。製品はカプセルまたは抽出物の形でほとんどの健康食品店で入手可能です。

第7章 自己養育

この章では、以下の項目について学びます。

- 計画的にダウンタイムをとる方法
- 健康的な睡眠サイクルの導入方法
- より調和のとれた生活を送る方法

自己養育はぜいたく品ではありません。必需品です

自己養育とは、充分な睡眠、レクリエーション、ダウンタイムを毎日規則正しく維持することを言います。そしてまた毎日、これらに時間を割くことができるように自分の生活ペースをあわせることでもあります。人生をかたちづくるために必要な活動、あるいは目標を追求するための活力、落ち着き、持久力などが自己養育によって得られます。さらには不安の低減に欠かせない穏やかで落ち着いた将来像を得るためにも有益です。過激で絶え間のない現代人の生活ペースにおいては、精神的・肉体的活力を確保する条件などは見過ごされがちです。人によっては、自己養育は容易に求めることができないぜいたく品と考える人もいます。しかし、自己養育はあなたの日常生活に付属するオプションではないことを忘れずにいてください。それは日常生活を維持する上で欠かすことができない必需品なのです。

ダウンタイムをとりましょう

ダウンタイムには、その言葉の響きどおりの意味があります。つまりそれは、仕事あるいはその

他の責務からしばらく離れた、自分自身のための休息や活力の補給にあてる時間のことを言います。ダウンタイムのない生活では、仕事や責務からのストレスが蓄積しがちになります。ストレスが休みなく積み上がっていくのです。結果として疲労困憊するまで自分を追い詰めてしまい、不安や恐怖症が悪化してしまいます。夜の睡眠はダウンタイムに勘定されません。ストレスを感じたまま夜寝床に入り８時間寝たとしても、翌朝はまた緊張したまま目が覚めてストレスと疲労はそのまま残ります。ダウンタイムは、夜間の睡眠とは別に昼間にとる必要があります。第一の目的は、ストレスの連鎖を断ち切りその蓄積を防ぐことにあります。理想的には、ダウンタイムは以下の条件でとります。

- １日につき１時間
- １週間につき１日
- 12～16週間につき１週間

年に４週間の有給休暇をとることが不可能な場合は、収支計画を立てた上で無給休暇をとります。ダウンタイム中には、仕事の一部と思われる課題や責任をともなう一切の業務から離れ、電話の応答も会話が楽しいと思える相手以外とは行わないようにします。

3種類のダウンタイム

ダウンタイムには、レストタイム、レクリエーションタイム、リレーションシップタイムの3種類があります。そのいずれも、より不安の少ないライフスタイルを作り上げる重要な要素を含んでいます。

●レストタイム

レストタイムにはすべての活動を中止して、ただあるがままの自分に戻ります。行動することはやめ、完全にからだを休めます。ソファに横になって何もしない、静かに瞑想する、椅子の背を倒して静かな音楽を聴く、お風呂につかる、昼休みにうたた寝するなどです。軽い読書やテレビを見ることなども悪くありませんが、すべての活動を中止するほどの効果はありません。レストタイムのキーワードは、基本的に受身に徹することです。何もせず、ただあるがままで休みます。目覚めているあいだは常により多くの成果をあげ、より生産的であらねばならないという姿勢が現代社会では求められます。レストタイムはそれとのバランスをとるための、おもりの役割を果たします。

●レクリエーションタイム

これはレクリエーションを目的とした活動、すなわち活力を補充するために設ける時間です。レクリエーションタイムは、あなたの気分を明るくし精神を高揚させてくれます。要するに、あなたが楽しいと思うことをする遊びの時間です。例えば庭に出て行うパットの練習、小説を読んだり好きな映画を鑑賞する、ハイキング、バレーボールの練習、小旅行、パン焼き、釣りなどです。レクリエーションタイムは平日にとってもかまいませんが、最も重要なことは仕事を休んでこの時間を設けることなのです。ひとりでのレクリエーションでも、仲間を誘って何か活動をするのでもよいでしょう。その場合は次のリレーションシップタイムに重なります。

●リレーションシップタイム

リレーションシップタイムとは、あなたの個人的な目標や責務を離れ、ひとりまたは複数の友人と過ごすことにあてる時間を言います。あなたの個人的な目的追求をしばらく離れ、パートナーや子供、親族、友人、ペットなどとの関係を大切にするための時間です。あなたに家族がある場合は、パートナーとの時間、子供との時間、家族全体との時間にそれぞれリレーションシップタイムを公平に配分する必要があります。

仕事中毒（ワーカホリック）の回避

仕事中毒は、仕事に対する不健康な先入観を特徴とする常習性障害のひとつです。この障害をもつ人にとっては、仕事が精神的充足感と自己信頼をもたらす唯一の方法となります。身体的欲求も感情的欲求もないがしろにし、すべての時間と労力を仕事のためにのみ注ぎ込むようになります。仕事中毒によりバランスを失ったライフスタイルはまず慢性のストレスへとつながり、さらに「燃え尽き」状態、そして潜在的な病気へとつながります。

自分が仕事中毒だと思う人は、人生における仕事以外の楽しさ、そして全体にバランスの取れた生き方を学ぶことが大切です。休息、気晴らし、交流のための時間を努めて設けるようにします。最初のうちはむずかしく感じるかもしれませんが、やがてそれも容易になり、やりがいを感じるようになるでしょう。

何ごとも控え目に

もうひとつ単純ですが重要なことは、何ごとも控え目にするという姿勢です。１日にやらなければばならない仕事や責務の数を文字どおり減らします。場合によっては、このために転職しなければならないことがあるかもしれません。あるいは単に仕事に対する休息とリラクセーションの時間を再配分するだけですむ問題かもしれません。また場合によっては、シンプルでバランスの取れたライフスタイルを名誉やお金に優先させるという、基本的な優先順位の変更を意味することもあります。現在あなたが置かれている状況のもとで、どのようにしたら業績や生産性中心（何をいま行うか）から人生のプロセス中心（どのように生きるか）へと価値観を転換できるか考えてください。

練習問題：より多くのダウンタイムをどのようにして生活にとり入れるか？

ここでしばらく時間をとり、どのようにすれば先に述べた3種類のダウンタイム（レストタイム、レクリエーションタイム、リレーションシップタイム）により多くの時間を分配することができるかを考えて、結果を紙の上に書き出してください。

夜ぐっすり（規則正しく）眠ること

休むことを知らない現代社会では、健康な睡眠は常にないがしろにされがちです。人によっては、夜ゆっくりと眠ることはめったにないご馳走のようなものかもしれません。しかし充分な睡眠は全体的な健康感にとって欠くことができない基礎的なものです。さらに、睡眠の不足は不安の原因でもあり結果でもあります。

健康な睡眠のためにやってよいこと、いけないこと

適切な栄養補給や規則正しい運動とともに、睡眠が身体的・精神的健康感の一部分であることをいつも忘れずにいてください。以下に紹介するのは、健全で規則正しい睡眠を維持するためのガイドラインです。

《やってよいこと》

- 日中の運動。昼時または夕方の食事前20分以上の有酸素運動が最適です。最低でも毎日45分から1時間の活発なウォーキングを行えば充分と言えるでしょう。多くの人が、寝る前の散歩(20分から30分)は有効であると考えています。
- 就寝と起床の時間は規則正しくする。朝、疲れが残っていても、いつもの時間に起床するよう努力してください。そして就寝時間は変えないことが原則です。やりかけの仕事は翌日またやればよいのですから。あなたのからだには規則正しい睡眠と覚醒のサイクルが必要です。

- 就寝前の「儀式」を習慣づけます。床につく前に行う活動を何か考え、それを寝る前に毎晩行うようにします。
- 騒音を減らす。耳栓を使う、あるいは必要に応じて扇風機などをまわし、気になる騒音を打ち消します。
- 余分な光は遮断します。
- 室温を18〜21℃に保ちます。室温は高すぎても低すぎても睡眠をさまたげます。暑いときエアコンがない場合は、扇風機を使いましょう。部屋の換気は必要です。風通しはよくしておきます。
- ベッドのマットレスは品質のよいものにします。枕は高すぎず、フカフカしすぎないものを選んでください。羽毛枕は自然な圧縮感があり最適でしょう。
- パートナーがいびきをかいたり、蹴飛ばしたり、寝返りをうってあなたの睡眠を妨害するようであればベッドは別にしましょう。このことについては、パートナーと話し合い合意の上決めてください。
- 肉体的にも精神的にも満足のいくセックスをこころがけます。これによって睡眠も改善されることがあります。
- 必要ならば精神科医や心療内科医の診察を受けましょう。不安障害や抑うつ障害はしばしば不眠をともないます。有能な医師との面談は助けになります。

- 夜、寝る前の1、2時間は活動を抑え気味にします。身体的・精神的に激しい活動、感情的な動揺などは避けるようにしましょう。
- 就寝前の温水シャワーやお風呂は睡眠に有効です。

《やってはいけないこと》

- 無理に眠ろうとすること。もし床について20〜30分たっても眠れないときには、寝床を出て何かリラックスできる活動を行い（テレビを見たり、椅子に座ってリラックス音楽を聴く、瞑想またはハーブティーを飲むなど）、眠くなってから寝るようにします。夜中に目が覚めて眠れなくなったときも同様です。
- 就寝前に食事をお腹一杯とったり空腹のまま寝ること。就寝前の食事は軽く健康によいものをとります。
- 就寝前に大量のアルコールをとること。人によっては、就寝前に小さめのグラスにワインを1杯飲むとよく眠れるかもしれません。いずれにしても寝る前に飲むアルコールはこの程度が限度です。
- カフェインのとりすぎ。カフェインの摂取は朝に限ってください。カフェインに過敏な人は、コーヒーなどによるカフェインの摂取はやめて、デカフェやハーブティーを代わりに飲んでください。

●タバコを吸うこと。ニコチンは穏やかな興奮薬です。広く知られるタバコの害を別にして、喫煙は睡眠を妨害します。喫煙者は医師に相談し、この習慣を絶つようにしましょう。

●睡眠を妨げる活動を寝床に入って行うこと。それが「睡眠前の儀式」でないかぎり、寝床での仕事や読書は控えます。そうすることで寝床と睡眠との関連性が強まるでしょう。

●日中の昼寝。15〜20分の短時間の昼寝はかまいませんが、1時間以上の昼寝は夜の就眠を妨げます。

●不眠症を恐れること。よく眠れない夜もあることを受け入れるようにしましょう。2、3時間しか眠れなくても、翌日は普通に機能できるのですから。不眠に抵抗して闘ったり、不眠を恐れたりするほど、それが定着してしまいます。

夜ぐっすりと眠るためのひとくち情報

●医師に相談し許可を得た上で、睡眠に有効な天然のサプリメントを試してみてください。カバやワレリアナ根は、高用量で催眠効果をもつことが知られています。推奨用量を超えないこと、ハーブを服用する前には医師と相談すること、このふたつを必ず守ってください。メラトニンを、0・5〜2ミリグラム服用すると睡眠に効果があると言う人もいます。1990年代には市場から姿を消していたアミノ酸のひとつL‐トリプトファンは、最近入手できるようになりました。炭水化物の軽食と併せて寝る前に服用すると、1000ミリグラム以上ではかなりの鎮静効果が得られます。そしてアミノ酸のひとつGABAは、就眠前に500〜1000ミリグラムの服用で睡眠が誘発されます。できるだけ処方薬による催眠は避けてください。睡眠サイクルが干渉されて、最終的に不眠症が悪化するからです。

- 筋肉が緊張していたりあれこれ考えて眠れないときは、ディープ・リラクセーション技法を用います。特に漸進的筋肉リラクセーション法やテープ録音した誘導視覚化法が効果的でしょう（第1章および第2章を参照）。オートリバースのテープレコーダーで繰り返し聴けるようにセットしておくと便利です。
- 寝床のマットレスの堅さを変えてみましょう。マットレスが柔らかすぎたりへこんでしまった場合にはその下に板を敷いてみます。堅すぎるマットレスでは、マットレスカバーと本体とのあいだに波型のフォームパッドを敷くなどして柔らかくしてください。
- どこかに痛みを感じて眠れないときには鎮痛薬を服用します。痛みが原因であれば、そのほうが睡眠薬よりも適切です。

自分のペースでミニブレークをとりましょう

自己のイメージや個人的理想は、からだが必要としているものとは一致しない場合がままあります。仕事、成功、業績、他人とのつきあいなどで自らに課す基準は、ときにからだの自然なリズムを狂わしかねません。今日あなたが経験するストレスの強さは、からだの要求をどれだけ超えてしまったかを直接的に物語るものです。自分のペースにあわせること、そして1日を通じてこまめに休みをとること、このふたつは不健康に向かう流れを逆行させ、自分自身とのより調和した生活を始めるための鍵となります。

▒あなたにあったペースを設定する

自分にペースをあわせるということは、最適な歩調で毎日の生活を送る、ということを意味します。1日に入りきらないほどの活動を休みなくこなしていたのでは、極度の疲労、ストレス、不安、ひいては病気にすらつながりかねません。一方、活動が充分でないと、退屈したり物思いにふけったりしてしまいます。不安が問題となる人の場合は、より多く仕事をこなし、より多くの業績をあげ、競争に勝つためにはコストを顧みない社会の要求に追いつこうとするあまり、設定したペースが速すぎることにその原因があることが多いのです。外部の基準に目を向けてしまうと、他の人々にとっては維持できるペースであっても、自分にはまったく合わないペースにはまってしまうことになるのです。隣人、いとこ、パートナーなどに合った服を自分が買わないのと同様に、他人に合っても自分には合わない計画を立ててはいけません。

ミニブレーク

深いリラクセーションとこころの平和を得るには、活動の合間に休息、熟考、自分の時間を設けた計画が必要になります。もしあなたが1日の活動を一気にこなすタイプの人間であれば、少しペースを落とし、1時間ごとまたは少なくとも2時間ごとに5〜10分のミニブレークをとるようお勧めします。ミニブレークはあるひとつの活動から他の活動へ移るときに特に効果的です。例えば、朝の通勤を終え仕事につくまでのあいだに短時間のブレークをとってみてください。あるいは食事の支度を終えて食べ始める前にとるのもよいでしょう。ミニブレークでは、腹式呼吸、瞑想、短い散歩、ヨーガやストレッチ体操、その他自分に活力が生まれ、リラックスできて頭がすっきりするものなら何でも試してみてください。1日を通じこのミニブレークがとれるペースを生活にとり入れると、感情に大きな変化が生まれることに気づくはずです。そして今までと同様、あるいはそれ以上に活動の効率があがることにも驚くと思います。それはこうした生活のペースが、より多くの活力と明晰さをもたらしてくれるからです。1日を通じてミニブレークをとることは、理屈としては簡単ですが、実践には決意と意欲が欠かせません。しかしその努力に充分報いる結果が得られることでしょう。

毎日の自己養育を欠かさない

人生は山あり谷ありです。そして時には突然予期せぬ難問がふりかかることもあります。しかし、自分自身に向けた毎日の小さな親切によって、悩みからの一時的猶予と心理的安心感を得ることができます。そのためには、仕事や家事などの責任から離れて、自己養育の時間をとることが必要です。自分自身との愛情関係を築き上げることは、他人との親密な関係を育てることとそう大きな違いはありません。そのどちらも時間とエネルギー、それに決意と意欲が必要です。定期的にダウンタイムをとることもその一方法です。その他の簡単にできる自己養育活動のリストを以下に紹介しましょう。周囲の状況がつらく思えたら、罪の意識をもたず、自己中心的ではないかなどと考えずに、自分のための時間をとることが大切です。

▒気分が軽くなる本を読みましょう

疲れたこころの回復とくつろぎのために、気分が軽くなる本を読んでみましょう。元気が湧き出てくるような小説、前向きな自己啓発本、スピリチュアルな主題に的を絞った本などです。本を通じて作家の世界へ入り、比較的少ない労力で違った精神世界を経験することができます。時には2、3ページ読むだけで意識が高揚するのを感じることもあるでしょう。推奨図書については巻末の参考文献の項を参照してください。

▒官能的に楽しむ時間をとりましょう

ぬるめのお風呂に入ります。
サウナ風呂に入ります。
マッサージを受けます。
バブルバスに入ります。
マニキュアまたはペディキュアを塗ってみます。
熱めのお風呂に入ります。
寒い日には暖炉のそばに座り火を焚きます。
大切な人と抱き合って過ごします。

自然を楽しむための時間をとりましょう

眺めのよい場所へハイキングに行きます。
日の出、日没をゆっくりと眺めます。
夜空をみながら外で寝てみます。
自然公園（湖、浜辺、山など）へ出かけます。

愉快に楽しむ時間をとりましょう

おもしろそうなビデオをレンタルします。
評判のレストランで食事します。
大好きな音楽をかけそれにあわせて踊ります。
仲のよい友達に電話します。
新しい服を買います。
無理のない範囲で自分に何か特別な買い物をします。
評判のよい映画、芝居を観に行きます。
本屋やＣＤ店で好きなだけ拾い読みと試聴をします。
博物館や美術館に行きます。

お気に入りのパズルに挑戦します。
自分のために花を買います。
古くからの友人に手紙を書きます。
特別なお料理に挑戦します。
ウィンドウショッピングに出かけます。
ペットと遊びます。

自分だけのために何かしましょう

本や雑誌を読んだり癒しの音楽を聴きながらリラックスします。
いつもより早く寝ます。
精神の健康のために1日休暇をとります。
特別な夕食を準備してろうそくを灯しひとりで楽しみます。
大好きなハーブティーを飲みます。
瞑想します。
楽しい手紙を自分宛に書いて郵送します。
今していることに必要以上の時間をかけてグズグズするのを楽しみます。

自分を元気づけてくれる本を読みます。
やる気を出させてくれる前向き思考の講演テープを聴きます。
自分の考え、洞察、業績などについて特別な日記を書いてみます。
寝床で朝食をとります。

第8章 シンプルな生活を送る

この章では、以下の項目について学びます。

- 短期的そして長期的変化によって生活をシンプルにする方法

できるだけシンプルに

面倒な財政的義務と時間的拘束のもとで過剰な物質文化を生きることそのものが、現代の不安の原因を作っていると言えます。こうした過剰さは私たちの時代の特徴と言えますが、その一方で生活が簡素化されるほど人生経験が豊かになり、健康感も深まることは今も変わらぬ真実です。

シンプルな生活は、切り詰めた生活とは違います。切り詰めた生活には損失と欠乏がつきものですが、シンプルな生活は創造的でやりがいがあり、精神に栄養を与えてくれます。それは、お金や時間をいたずらに費やすばかりで人生を豊かにしない生活とは無縁なもので、時間とお金の投資に見合った利益を生むライフスタイルと言うことができます。シンプルに生きると言うと、現代の快適さと便利さを排除し、最新の技術とは距離をおいて暮す能力を身につけることと一般に誤解される傾向があります。ガンジーは人生の物質的な側面を否定することについて、次のような印象的な言葉を残しています。

「そこから内的な安らぎと救いを得ることができるものは何であれ大切にしなさい。もしそれを自己犠牲の感情や厳格な義務感から捨てたとしても、それをまた手に入れたいと常に望むであろうし、満たされない欲望があなたの人生を妨げるだろうから」

シンプルな生活とはどのようなものか──ひとつの提案

シンプルに生きることがどのようなものかを、具体性をもって正確に定義する公式はありません。複雑さや不必要な負担を少なくする方法は、各個人がそれぞれに探し出すことになります。デュアン・エルジン（Duane Elgin）は、1993年に発表した著書 *Voluntary Simplicity*［邦題：ボランタリー・シンプリシティ］の中で、シンプルな生活の暮らし方について以下のように提案しています。

- シンプルな生活を過ごすことで手に入れた時間と活力は、パートナー、子供、友人などと共に行う活動（ウォーキング、作詞作曲活動、会食、キャンピングなど）に投資する。
- 個人の可能性を、身体面（ランニング、自転車、ハイキングなど）、感情面（親しさを表現する方法、大切な関係にある相手との感情の共有）、知性面（読書あるいは講習参加などによる生涯学習）、精神面（穏やかな思いやりのある心構えで人生を過ごす）などでそれぞれ最大限に広げる。
- 地球と密接に結びついているという感覚を大切にし、自然に対して畏敬の念に満ちた関心をもつ。
- 世界の貧しい人々に同情し連帯感をもつ。

● 例えば新しい服を次々買うなどの個人的消費全体を抑え、機能性、耐久性、美しさにより重点をおく。一時的流行、ファッション、季節のスタイルなどに関心をもたない。

● 耐久性に優れたもの、修理しやすいもの、製造と消費過程で環境汚染の少ないもの、エネルギー効率がよいもの、機能的なもの、美しいものなどを中心にすえた消費パターンをとり入れる。

● 高度に加工された食品、獣肉、砂糖などから、より自然で健康かつ簡素な食品の摂取へと食事内容を変える。

● 不要となったガラクタや複雑なものを捨て、めったに使わないものあるいは他人が使ったほうが効率のよいもの（着なくなった服、読み終わった本、家具、電化製品、工具など）は売却する。

● 金属、ガラス、紙などは積極的にリサイクルし、再生できない資源の消費を抑え無駄使いを省く。

● できるだけ自立できる能力を高め、日常生活上で必要な仕事（基礎的な大工仕事、水まわりや配管の工事、電化製品の修理など）を自分でこなせるよう技術を磨く。

● 地域社会との連帯感、顔が見えるつきあい、互いに思いやるこころなどを育む、比較的小規模で人間らしい規模の生活や仕事環境をめざす。

● 予防医学や意志の力による自己治癒能力を中心とした全体論的（ホリスティック）医学の実践に参加する。

● 積極的に公共交通機関を利用、自動車相乗り運動に参加し、より燃費のよい小型車を使用するなどして個人の交通様式を変える。、職住接近の実践、自転車の利用、自分の足で歩くことなども積極的に行う。

いずれにしてもシンプルな生活がもたらすものは、家族、地域社会、自然、自分自身、高次の存在などとの結びつきを育てるための時間です。自然の中には、孤立したものなど存在しません。抽象的・概念的なこころが区別や分離を生むのです。自然で生命にとって本質的な、さまざまなレベルにおける関連性に身をゆだねることで、あらゆる分離をのりこえて不安を根もとから治癒することが可能になるでしょう。

近年ますます多くの人々が、簡素化された生活を好む傾向にあることが報告されています。30年間続いた経済拡大と物質的成長のあと、１９９０年代は多くの人々にとってダウンサイジング、つまり規模縮小の時代でした。エルジンは前述の *Voluntary Simplicity* の中で、１９９１年に行われたある調査結果について、以下のように報告しています。

- 調査に回答した69％の人たちが、「もう少しゆっくりしてリラックスした人生を送りたい」としている一方で、「もっと刺激が強く速いペースの人生を送りたい」と答えた人はわずか19％にすぎなかった。

●回答者の61％は、「生活するのに精一杯で人生を楽しむ余裕などない」と答えている。
●何を最優先するかという問いに対して、89％の人が家族と一緒に過ごす時間と答えている。
●流行を追うことが重要と考えている人は13％のみで、ステータスシンボル的買い物を重要と考えている人はわずか7％であった。

USAトゥデイ紙が1997年6月に発表した世論調査では、1995年時点で全米人口の28％に当たる人々が、減収にもかかわらず自分の都合による生活の変化を選択し、そのうちの87％がその結果に満足していると報告しています。

生活をシンプルにする方法

以下に生活を簡素化するためのいくつかの提案を紹介します。この中にはすぐに取り入れることが可能なものもありますし、比較的長い時間と努力が必要なものもあります。シンプルな生活の目標は、時間、労力、お金を浪費させるばかりで、人生の根本的な要求を満たさず精神の高揚にも役に立たない事柄から、自分を解放する点にあります。そのことを忘れないようにしましょう。

生活環境をダウンサイズする

住宅をより小さくすることにはいくつかのメリットがあります。まず、充分な収納場所なしに所有物をたまるにまかせることは不可能です。そして、住宅が小さくなればそれだけ掃除にかける時間も少なくてすむし、一般的に費用も安くあがります。

要らないものは処分する

私たちは過去に例のないほど豊かな時代を生きています。自分にとって本当に価値のないものや役に立たないものを保管し続ければ、簡単にガラクタの山ができあがります。もう一度所有物を見直して、本当に自分にとって必要なもの、役に立つものを、ただ場所をとるものと区別しましょう。ガラクタの山を除去するための一般法則は、過去1年間使わなかったものはすべて処分する、です。ただし感情的に価値のあるものは別です。

自分の好きなことをして暮らす

あなたが本当にやりたい仕事をしながら生きていくためには、時間、リスク、そして努力が必要かもしれません。新たなキャリアをスタートするには、研修や設備の変更に1、2年はかかるでしょう。支出に見合った収入が新しい仕事で得られるようになるには、初心者レベルをさらに数年経験しなければならないかもしれません。しかしこの一時的中断に要する時間と労力は、かける価値が充分にあるものというのが私の意見であり、多くの経験者の意見でもあります。

通勤にかける時間を減らす

通勤時間を減らすかゼロにすることは、あなたの生活を簡素化する最も重要な変化になります。毎日経験するラッシュ時の交通渋滞や混雑がどれだけストレス増加の原因をつくっているか、時間をかけて説明するまでもないでしょう。職場の近くに引っ越す、あるいは地方都市に住むことで通勤にかける時間を減らすことができます。もし長距離を通勤しなければならないのであれば、少なくともラッシュ時の混雑を避けるためにフレックスタイムを適用してもらうか、車通勤であればカーステレオ付きのゆったりした車に変えるべきです。現時点では米国人の15％が在宅勤務を行っていて、この割合は増えつつあります。あなたがコンサルティングあるいはコンピュータを使う仕事にたずさわり、自宅での仕事が可能になれば、この人たちの仲間入りです。

テレビを見る時間を減らす

テレビの前で過ごす時間は1日にどのくらいですか？　1990年代の各家庭における平均テレビ台数は2、3台です。そして平均チャンネル数は、40〜60チャンネルにのぼります。全米の5千万世帯にとってはこれでも不満なようで、子供や大人向けのありとあらゆるコンピュータゲーム、インターネットを経由した数多くの話題と数百万のウェブサイトが用意されています。テレビ番組の中には優れたものもありますし、インターネットは情報伝達のすばらしい手段です。しかし問題は、これだけ多くの選択肢をもつことの複雑さにあり、しかもその選択肢のすべてが受動的な娯楽の享受または情報の吸収であることです。画面を見ながら時間を過ごすことは、不安から気を紛らわす目的には役立ちますが、自然、周囲の人々、自分自身とのより深い結びつきの再構築には妨げとなります。過剰な刺激と、さまざまなレベルで結びつきが断たれることから不安が悪化するのであれば、画面の前で過ごす時間は節度をもって制限したほうがよいでしょう。

自然のそばで生きる

不安状態は、しばしば精神と肉体の分離感をともなって現れます。現実感のなさ、感情と肉体の一体感がなく大地との結びつきも切り離されてしまったように感じることは、急性の不安やパニックにともなう離人感や現実感喪失の特徴です。この断絶は、車に乗る、高層ビルの上層階で暮らす、飛行機に乗るなどの文字どおり大地との結びつきが断たれた条件のもとでは悪化する場合があります。また、食料品店、ショッピングモール、パーティなど、周囲の刺激が過剰なあまり、注意が散漫になりやすい場所でも悪化することがあります。

森の中や自然公園を散歩することは簡単な活動ですが、この精神と肉体の分離感を逆転させる作用があります。大地に近いところで暮らし、その景色、音、匂い、エネルギーを感じつつ生きることで、自分自身との一体感をより容易に維持することができます。こうした場所を生活の舞台に選ぶことが可能であれば、現代文明では失われつつある地球との継続的な結びつきをあなたは再び確立することができるでしょう。

電話を手なずける

世の中には、自分がどのような気分にあっても、いついかなる時間でも電話がなったら出なければいけないと思い込んでいる人がいます。電話の主が債権者や勧誘セールスであれ、話し好きの親族であれ、電話に応答することがほとんど神聖な義務であると考えている人たちです。しかし、かかってきた電話に答えることは義務ではありません。それが任意であることを忘れないでください。留守番電話などの装置を利用していったん録音しておき、あなたの準備が完全に整った状態でかけ直せばよいのです。やりがいのある仕事、意識を集中している活動を中断してまで、緊急ではない電話に答える必要はありません。

雑用は他人にまかせる

金銭が問題ではないとしたら、あなたはどれくらいの雑用を他人にまかせることができますか？　自分が気に入らない活動のひとつ、例えば家の掃除や庭の手入れを他人にやってもらうだけでも、あなたの日常生活に解放感が生まれます。金銭的余裕がないのなら、子供たちにもあなたと同じくらい習熟させるべき家事がないか、考えてみてください。子供以外の親族にも料理、庭の手入れ、家の掃除などを手伝ってもらいましょう。

ノーと言えるようになること

「いいえ」という言葉は、口にするのをためらうような禁句ではありません。友人、家族、同僚の話にのってあげたり、求めに応じられることを誇りに思う人は少なくないと思います。しかし、問題はこの首尾一貫して「助けになってあげる」結果が、心身の消耗につながることなのです。他人の求めに応じるのに忙しすぎて、自分のことに費やす時間もエネルギーもなくなってしまいかねません。他人があなたに時間や労力などを割いてほしいと頼んできたとき、「はい」と答える前に、それがあなたと依頼者の双方にとって最良の結果をもたらすかどうか考えてみましょう。

生活をシンプルにするその他のアイデア

あなたの生活を簡素化するための選択肢はまだ他にもあります。クレジットカードを1種類に絞ることも効果的でしょう。電話やインターネットなどでの通信販売やレンタカーの利用には、クレジットカードが便利です。しかしその数を1枚に絞ることで、月々の請求、年会費などでかなりの金額を減らすことができます。

生活をシンプルにするためのさらなるアイデアについては、参考文献の項を参照してください。

あなたの生活をシンプルにする――Q＆A

ここからはあなた自身の番です。しばらく時間をとって生活を簡素化する方法について考えてみましょう。そのための質問を以下にいくつか用意しました。これに回答しながら考えてみてください。

①1点が最もシンプルで10点が最も複雑とした10段階の尺度で、現在のあなたのライフスタイルは何点だと思いますか？

②過去1年間に、生活をシンプルにするために何かを変更しましたか？　答えが「はい」の場合、それは何ですか？

③生活をシンプルにするためには、概してどのような変更を行うべきと考えていますか？

④生活をシンプルにするためには、どのような変更をこの先1年間に行いたいと考えていますか？

あなたの生活をシンプルにする――チェックリスト

以下にあげた生活をシンプルにするための方策のうちで、この2ヵ月以内に試してもよいと思うもの、あるいは実行してみたいと思うものに✓またはアンダーラインをつけてください。

□家の中の不要なガラクタを処分する。

□より小さい家に引っ越す。

□より小さい町に引っ越す。

□日常的な買い物が短時間ですむように店の近くへ引っ越す。

□新しい服の購入を減らし、流行よりも機能性、耐久性、美しさを中心に買うようこころがける。

□よりシンプルで燃費のよい車に替える。

□テレビを見る時間を減らす。

□映画鑑賞、観劇、コンサート、ナイトクラブなどへの外出を減らす。

□雑誌の定期購読を減らすかゼロにする。
□新聞の配達を止める。
□ダイレクトメールなど不要な郵便物をゼロにする。
□電話に必ず出るのをやめる。
□通勤時間を減らす（可能であれば歩ける範囲、自転車で通える範囲に住む）。
□在宅勤務を実践する。
□肉親以外にはクリスマスの贈り物（あるいはカード）の交換はもう行わないと宣言する。
□休暇で旅行に行くときはスーツケースをひとつに絞り、必要最低限の衣服のみを詰める。
□休暇は近場あるいは自宅で過ごす。
□ぜいたくな買い物を減らす。ブランド物は買わず、耐久性があり修理が容易で環境を汚染しない品物を買うようにこころがける。
□借金を減らす計画を立てる。
□クレジットカードは1枚だけにする。
□銀行口座を整理統合する。
□庭の手入れ、家の掃除、確定申告書の記入などは他の人に依頼する。
□食習慣を簡素化し、精製・加工されていない食品を食べるようこころがける。

□食料品はまとめ買いをこころがけ、買い物の回数を減らす。
□「好きな飲み物」を水にする。
□昼食は自分で作る。
□ノーと言えるようになる。
□他人の考えを変えようとするのをやめる。
□他人を喜ばせようとするのをやめ、自分に正直になる。
□自分の持ち物を見直して、本当に必要なもの以外は捨てる。
□自分が本当にやりたい仕事をして暮らす。
□仕事の時間はできるだけ抑えて、好きな人と過ごす時間を増やす。

以上の中にはいますぐ実行可能な項目もあれば，実行するまでに準備が必要なものもあります。例えば、自分にとって本当にやり甲斐があると思う仕事を始め、生計を立てられるようになるまでに1、2年はかかるでしょう。不必要な所有物の処分については、この先1年間使いそうにないものは納戸にでもまずしまっておきます。1年たって、しまっておいたことすら忘れるようなものは捨てましょう。ノーと言えるようになる、あるいはいつも他人の希望を受け入れようとする態度を改めるには、講習会、セミナー、カウンセリング、専門書などを通じて自己主張テクニックを学ぶ必要があるでしょう。

この章では、人生につきものの複雑さを軽減するいくつかのアイデアを紹介できたかと思います。あなたの生活をシンプルにすることで、こころに平和がもたらされ、生活の中にある美しさ理解するための時間と可能性が得られるはずです。

第9章 悩みをスイッチ・オフ

この章では、以下の項目について学びます。

- 強迫性の悩みを紛らわす方法
- 思考中断法を用いて悩みを断つ方法
- 悩みを延期する方法

悩みの渦に飲み込まれてしまう

強迫性の悩みは、しばしば陰性の渦巻き状態となって不安へと向かいます。その渦に飲み込まれてしまうと、危険と認識した対象をさまざまな観点から何度も考えるあまり、他の思考はまったく頭に入らなくなって、閉じ込められてしまったような気分が襲ってきます。結果として次にくる生理学的・心理学的段階は、自分のこころがコントロール不能に陥ったという感情への自然な反応、すなわち不安です。強迫性の悩みは強制力が非常に強く、その力を断ち切るには計画的で意志をもった行動が必要になります。悩みの心理的渦巻きから遠ざかり、他の思考形態を受け入れられるようになるためには、協調的努力を要します。最も楽な道を選んだのでは、悩みがいずれ不安症状となって定着しかねません。頭で考えることをやめ、自分とは直接関係のない活動を実行し、注意をそこに向けることが悩みの渦を断ち切る優れた方法です。強迫性の悩みから意図的に脱出することは、最初のうちは困難かもしれませんが、訓練によって容易になります。

悩みを紛らわす

悩みの渦から脱け出すためには、思索的対象から現実的対象へと注意を向けることが必要です。何か別の計画あるいは活動に専念することで、将来の潜在的危険が与える恐怖から、現在とりかかっている作業の実行方法に意識の焦点を移すのです。その具体策を以下に紹介します。

からだを動かす

あなたの好きな運動でもスポーツでも、あるいは家事でもかまいません。わざわざ運動するのも億劫な場合には、自分の部屋あるいはオフィスの中を見回してみましょう。何か手をつけなければならないことはありませんか？　しばらく延期しておいた計画があれば思い出してください。棚に敷いた紙を替えるとか、床を掃除するなどの日常的なことでもよいのです。ほとんどの人の頭の中には、住居に関して長期的にやらねばならない計画があるはずです。あなたの家の周囲を見回して、やるべきことを考えてみましょう。

誰かと話す

現代社会では、会話に費やす時間が大幅に減ってしまいました。科学技術の発達、速いペースの近代的生活、個別化を好む一般的傾向などが、深く意義のある会話のみならず日常的で簡単な雑談を交わす機会すら少なくしてしまいました。会話は悩みから自分の注意をそらすとてもよい方法です。会話する際には、自分の感情を相手に伝えたいと思う場合を除いて、いま悩んでいる事柄以外の話題を選んだほうがよいでしょう。

20分間のディープ・リラクセーションを行う

悩みで身動きのとれないからだは緊張します。リラクセーション技法を実際に実践するとわかりますが、リラクセーション中はこころにこだわりがなくなります。リラクセーションの時間は、長い（15〜20分）ほうが短時間よりも効果的です。本書の第1章および第2章に詳述した漸進的筋肉リラクセーション、誘導視覚化法、瞑想などを用いて、ディープ・リラクセーション状態を誘発してください。

感情に響くような音楽を聴く

悲しみや怒りなどの感情が、強迫的悩みの根底にありその動因となっている場合があります。音楽にはこうした感情を解放する強い力があります。あなたのＣＤコレクションの中から、こうした感情を解き放つと思われる音楽を選び、聴いてみてください。私たちの多くは、特に意識することなくそのときの気分で音楽を取捨選択し収集しています。もしあなたにもこうした音楽のコレクションがあれば、悩みの渦からの脱出にそれを使わない手はありません。

とにかく楽しいことを始めよう

悩みをもちながら、快適さと楽しさを併せもつことはできません。恐れと楽しさは互いに相容れることのない体験です。あなたが楽しいと感じる体験（おいしい食事、心地よいお風呂、おもしろい映画、背中をさすってもらうこと、抱擁、セックス、美しい風景の中を散歩することなど）は、悩みや恐ろしい考えからあなたを遠ざける効果をもっています。

視覚的な娯楽を楽しむ

何でもよいですのであなたの注意を引く対象を眺めてみましょう。テレビ、映画、ビデオゲーム、コンピュータ、楽しそうな読みもの、あるいは庭石でもかまいません。

創作活動を行う

創作意欲が盛んになると、悩みはどこかへ行ってしまいます。美術工芸、楽器演奏、油絵、素描、ガーデニング、部屋の模様替えなどの活動を何か始めてみてはどうでしょう。あるいはいまある趣味に少し時間をかけて没頭してみます。宝石細工、水彩画など、始めてみたいと考えていた趣味はありませんか？　新たにやりがいのある活動を始めるよい機会です。

陽性の強迫観念を探す

精神を継続的に集中させる対象をみつけることによって、陰性の強迫観念を陽性のものに替えることができます。例えば、クロスワードパズルやジグソーパズルなどに挑戦してみます。

主張を繰り返し唱える

静かに座り個人的に重要な意味をもつ肯定的主張を繰り返し唱えることは、健全な儀式です。この主張はゆっくりと落ち着いて繰り返します。気が散ってしまったら、主張文に注意を戻します。5～10分間あるいは完全にリラックスするまで、この主張を繰り返します。スピリチュアルな事柄に興味がある方には、以下のような主張文が例として考えられます。

- すべてを解放して神の意志にまかせよう。
- 私は精霊（神）に従う。
- 私はこの否定性を神に解放する（または譲り渡す）。

スピリチュアルな事柄を好まない場合は、以下のような主張が考えられます。

- 悩みを解放する。
- この悩みはいずれ消えるただの考えにすぎない。
- 私は健康でリラックスしている。悩みはない。

思考中断法

時には悩ましい考えの渦から抜け出せない場合もあるでしょう。頭の中でコントロールのきかない考えがクルクルと回り続けるような状態に陥ったときには、思考中断法が古くからある効果的な対処法です。これは、まずその嫌な考えに短時間意識を集中し、次に突然それを中断して頭から追い出すという方法です。認知技法のひとつとして古くからあり、いまでも広く用いられているこの技法は、J・A・ベイン（J.A. Bain）が１９２８年に著した *Thought Control in Everyday Life* の中で初めて紹介されました。１９５０年代の終りになるとジョゼフ・ウォルプ（Joseph Wolp）らの行動療法専門家がこれを改良し、強迫性思考や恐怖症的思考などの治療に用い始めました。繰り返し実践することでこの治療法は徐々に効果を増していきます。

思考中断法の訓練

①ひとりでいるときに不安な思考の連鎖を断ち切るには、強い口調と大きな声で、突然「止まれ！」、「やめろ！」または「出て行け！」と叫びます。不安な思考の渦を止めようとしていることを念頭におきます。周囲に人がいる場合は、こころの中でこれを叫びます。そのときに大きな一時停止の交通標識を思い浮かべてください。または手首にゴムバンドを巻き、叫ぶと同時にパチンとそれをはじきます。

②上記①を必要に応じて数回繰り返します。

③不安な考えがよみがえるたびに、この命令を強く繰り返してください。こうして不安思考を数回の命令で打ち消すことに成功したら、今度は叫ばずに普通の声で嫌な考えを打ち消してみます。この訓練によって、最終的にはささやくような声で、あるいはこころの中で命令するだけで嫌な考えを

断ち切ることができるようになります。

④停止命令を数回繰り返し不安思考の中断に成功したら、前述の「悩みを紛らわす」の項に紹介した技法の中からいずれかを選んで、フォローアップしてください。

悩みを延期する

悩みや強迫性思考を完全に断ってしまうことに力を注ぐよりも、しばらく延期するほうを選択したいと言う人もいるでしょう。悩みをすっぱりと断つ方法（思考中断法）が簡単ではないと思う人にはこちらのほうが効果的です。ある意味でこの方法は、悩みや強迫性思考に対し、ほんの数分は無視するけれどもまた相手をするからなと告げて一時的に信任状を渡すようなものなのです。それによって、悩みや心配に負けてしまいそうな部分の戦いを回避します。

最初にこの方法を試すときには、悩みの延期時間は2、3分のほんの短いあいだにとどめてください。そしてその延期時間の終わりに、再度また短時間の延期を試みます。さらに、その延期時間も終了したらもう一度時間を定めて強迫性思考の延期を行います。この目的は、できるだけ長い時間悩みを延期することにあります。悩みを延期することができれば、その間に意識が別の対象に移ることがままあるからです。延期すればするほど悩みのもつ力は弱まります。例えば、ある仕事を仕上げようとしている時に、その仕事にかかった費用をどのようにして支払うかという考えが頭の中から消えないとしましょう。その場合は悩みに対抗しようとせず、まず悩みをいったん受け入れます。しかしそれと同時に、「この問題を考えるのは5分後にしよう」と自分に言い聞かせます。そして5分経過後、再度この悩みについて考えるのを5分間延期しよう、といった要領で延期を繰り返します。

この技法に慣れていないうちは、延期時間を1〜5分にしてください。慣れるにしたがって、1時間から1日まで延期時間を伸ばしていきます。2、3回延期した後に自分でもうこれ以上延期できないと感じたら、5〜10分間悩みのための時間を設けます。そしてその悩みに意図的に意識を短時間集中させます。悩みの時間終了時には、また延期を試みます。もし延期が困難と感じたら前述の悩みを紛らわす方法、あるいは思考中断法などを試してみましょう。

この悩みを延期する技術は、訓練によって上達させることができます。悩みをくいとめる他の技法と同様この延期技法も、習熟することでさまざまな悩みと強迫性思考に対処できる自信をあなたに与えることでしょう。

悩みに対処するための効果的な行動計画を立てる

就職試験の面接がうまくいくだろうか、スピーチに失敗しないだろうか、長時間のフライトで取り乱したりしないだろうかなどと悩むことは、実際の体験よりもストレスが大きいことがあります。その原因は、私たちの中に起こる「闘争あるいは逃亡反応」には、状況の幻想と実際の状況との区別がつかないためです。想像上の危険に悩むことだけでも、実際の危険を前にした場合と同程度に筋肉が緊張し、胃痛が起こります。ある特定の悩みに自分がつかまってしまったと感じたら、どのように対処するかの行動計画を立てましょう。こうした計画を作る過程そのものが悩みから注意をそらしてくれるでしょうし、わずかとはいえ感じるかもしれない被害者意識を、より楽観的で肯定的な心構えに変えてくれます。

悩みの対処計画立案の練習

あなたが今かかえている一番の悩みは何ですか？　お金でしょうか、それとも交友関係？　子供に関する悩みですか？　あるいは不安そのものが問題なのでしょうか。それとも間もなく評価されるあなたの仕事ですか？　現在かかえている悩みの中で、対処を必要とする優先度が最も高いものをあげてください。こころの準備と対策を実行してみようという気持ちができた段階で、以下のステップにしたがって実行してください。これはメアリ・エレン・コップランド（Mary Ellen Copeland）の著書 *The Worry Control Workbook*（1998）からの引用です。

①あなたを悩ましている状況を具体的に書き出してください。

②その状況を改善するために実行可能な対策をリストアップしてください。たとえその対処方法がどんなに遠大で現在は実行不可能と思っていてもためらわず書き出します。家族や友人にも聞いてみて、よい考えがあればリストアップしましょう。この段階では出てきた選択肢のよし悪しを判断することは控えてください。まず書き出すことが重要です。

③書き出されたアイデアを検討します。実行不可能な選択肢はどれか、そして実行可能ではあるが困難と思われるものにはクエスチョンマーク（?）をつけます。この先1ヵ月以内に手をつけることができるものにはチェックマーク（✓）をつけてください。

④チェックマークを付した選択肢を実行する約束を自分と交わします。選択した項目には実施完了予定日をそれぞれ書き込みましょう。それらを終了したら、次にクエスチョンマークをつけたよりむずかしい対策に挑戦です。これも同じように実行するにあたって自分と約束を交わします。

⑤当初はとても不可能だと考えていた選択肢の中で、見直してみると挑戦できそうなものはありませんか？ あれば上記と同様に自分と実施の約束をします。

⑥すべての実行計画を約束どおり完了したら、状況がどう変わったかを自分に問いかけてみてください。悩みが満足できるレベルまで軽減されましたか？ 問題が解決されていない場合は、またこの方法で①からやり直してみてください。

悩みが継続して問題を生じる場合には、自らを制限するあなたの思考パターンまたは信念が解決の邪魔をしていることが考えられます。あなたの個人的な信念や思考体系の理解と修正については、*The Anxiety and Phobia Workbook*（Bourne, 2000）の第10章〝Mistaken Belief〟および *Beyond Anxiety and Phobia*（Bourne, 2001）の第10章〝Create Your Vision〟を参考にしてください。

第10章 状況に応じたコーピング

この章では、以下の項目について学びます。

- 不安をとりのぞくためのコーピング（対処）戦略とコーピング声明を利用する方法
- 不安をたきつける否定的思考に対抗するための主張を利用する方法

不安を受け入れる

不安に抵抗したり戦うことで状態を悪化させることがあります。不安に対して緊張反応を起こしてしまったり、無理にそれを追い払おうとすることは避けなければなりません。不安の初期症状を押さえ込もうとする、あるいはそれから逃げようとすることは、「これは手に負えない」と自分に言い聞かせているようなものです。より建設的なアプローチは、「またか。でも大丈夫。自分はこの反応に耐えることができるし対処する力がある。前に経験ずみだ」という態度を養うことにありま す。そして、不安症状を受け入れることが重要な鍵となります。不安を受容する態度の涵養によって、不安を無事にやりすごすことができます。不安はアドレナリンの分泌量が突然上昇することによってひき起こされます。これをそのままにして、アドレナリンの急上昇がひき起こす身体反応（心臓の動悸、胸部圧迫感、手のひらの発汗、めまい）を受け流してしまえば、すぐにそれはおさまります。分泌されたアドレナリンのほとんどは5分以内に代謝され再吸収されるので、それが終われば気分はまた元どおりになります。不安反応は一過性のものです。ほとんどがピークから数分以内におさまります。例外的にそれよりも長いあいだ持続する不安もありますが、最もひどい状態は短時間で終わります。不安と戦おうと試みたり、あるいは「もしも…」という恐怖心が生むひとりごとで不安に反応し状況を悪化させないかぎり、それはすぐにどこかへ行ってくれます。

しかし防衛隊にいつ命令するかは考えておく

不安の初期症状を受け入れることはとても大切なことですが、受け入れると同時に何らかの行動を起こすことも必要です。不安を感じて悩むということは、自分が傷つきやすいと感じ、どうしたらよいかもわからず、ひどい時にはからだが麻痺してしまう受動的状態を言います。何もせずにいると不安はそのまま居座り続け、だんだん大きくなってあなたを苦しめるかもしれません。不安に襲われたら最初は常にそれを受け入れます。そして次に、その不安に向かうエネルギーを建設的な方向へと導く数多くの積極的方法を具体化するのです。言い換えれば、不安と戦おうとしてはいけませんが、何もしないでおくことも駄目だということです。

建設的行動をとる——何をすべきか

不安に対処するために、すぐにできる3種類の活動を以下に紹介します。

コーピング戦略：不安を相殺し、注意をそらすための積極的テクニック。

コーピング声明：恐怖心から生まれるひとりごとに向くこころの方向を変え、他のひとりごとと置き換えるための精神的テクニック。

主張：コーピング声明と同様の使い方ができ、より長い期間作用するために考えられたもの。コーピング戦略とコーピング声明は個別の不安発症を切り抜けるのに有用ですが、主張は自分の中心にある信念を変えるために用います。例えば、ある困難な状況を乗り切るためにはコーピング戦略・声明を用いて対処し、恐怖から自由になるために数ヵ月間訓練するような場合には主張を用います。

コーピング戦略

すでにこの本の各章で数多くのコーピング戦略を紹介してきました。不安や悩みを発症したときには、以下のような戦略をとります。

- からだをリラックスさせる（第1章）。急性の不安を相殺するには腹式呼吸法が有効。
- こころをリラックスさせる（第2章）。15～20分をかけて誘導視覚化法または瞑想を行う。
- 恐怖に直面するための積極的行動をとる（第4章）。

- 自己養育を実践する（第7章）。友人との対話、おいしい食事、入浴、背中をさすってもらうなどの楽しい活動が非常に有効。
- 悩みを紛らわす（第9章）。
- 悩みに対処する効果的な行動計画を立てる（第9章）。

上記以外にも、悩みから軽度の懸念やパニックにいたるまで、すべてのレベルの不安に対処できるコーピング戦略があります。以下に最も広く用いられている戦略のいくつかを紹介しましょう。

支援してくれる人と直接あるいは電話で話す

誰かと言葉を交わすことは、不安の身体症状と不安思考から気を紛らわすための有効な手段です。自動車を運転しながらの同乗者との会話、食料品店でレジの順番を待ちながらの会話、エレベータ内での会話、飛行機内での会話などはかなり有効です。聴衆を前にスピーチする場合では、聴衆に不安を打ち明けてしまうことが、初期不安の払拭に有効な場合があります。

動きまわったり日常的な活動を行う

動きまわり身体的な活動を行うことは、急性期の不安に起こる「闘争あるいは逃亡反応」による過剰なエネルギーやアドレナリンを消散させます。不安にともない現れる普通の生理的覚醒に抵抗することなく、むしろ一緒になって動くのです。職場であればトイレに立つか、外に出て10分ほど歩きます。自宅であれば、身体的活動となる家事や雑用に手をつけたり、エアロバイク、ミニトランポリンなどの運動を行います。ガーデニングは、不安反応の肉体的エネルギーを消散させる優れた活動です。

いまここにとどまる

ごく身近な周囲にある具体的な対象に注意を向けます。食料品店であれば、周囲にいる人々に、あるいはレジのそばに並べられた雑誌に注目しましょう。運転中であれば、すぐ前を走る車に意識を集中させるあるいは周囲の景色に眼を向けるなどします（もちろん、高速道路でのわき見運転などにならない範囲にとどめます）。現在の状況から離れることなく外的対象に意識を集中することで、問題を生じる身体症状や恐ろしい「もしも」思考に向かう注意を最小限にとどめることができるでしょう。できれば近辺にある対象物に実際に触れて、いまここにとどまる決意を補強します。地に足をつけるもうひとつの手段としては、足および下肢に意識を集中させる方法があります。立ったり歩いたりしているとき、下肢から足に意識を集中して自分が大地と結びついている様を想像するようにします。

気を紛らわせるための簡単なテクニック

不安から注意をそらすための簡単で反復性の行動は数多くあります。例えば、

- チュウインガムを出して口に入れる。
- 100、97、94……というふうに、100から3つずつ逆算する。
- 食料品店でレジに並ぶ人の数を数える。
- 自分の財布の中にあるお金を数える。
- 運転しながらハンドルに感じる道路の凸凹を数える。
- 手首にまいた輪ゴムをパチンとはじく。それによって不安思考から注意をそらす。
- 冷水でシャワーを浴びる。
- 歌う。

第9章の「悩みを紛らわす」の項を参照し、気を紛らわす方法やその他の方法も参考にしてください。

注記：不安や悩みの急な発症に対して気を紛らわせるテクニックを用いることに問題はありませ

ん。しかし、気を紛らわすことが不安を回避したりそこから逃避するための方法となってはいけません。不安に慣れるためには、最終的に直接不安を体験しやりすごすことが必要となります。不安のうねりを体験するたびに逃げようとせずそれが通りすぎるのを待つことで、神経系統がどのような症状をぶつけてきても勝てるということが理解できるのです。そうすることで、いかなる状況でも不安を抑えられる自分の能力に自信がもてるようになります。

不安に怒る

怒りと不安は、互いに相容れることがない反応です。そのため両方同時に体験することはできません。場合によっては、怒り、欲求不満、激怒などの深い感情の代理として不安症状が現れることもあります。不安が現れる瞬間、それに対して怒ることができれば、それ以上不安が大きくなることはないでしょう。これは言語あるいはからだのいずれを使っても可能です。例えば不安症状に対して、以下のような言葉を浴びせます。「じゃまだからどいてくれ」、「やることがたくさんあるんだから！」、「冗談じゃない——他人がどう考えようと知ったことではない！」、「こんな反応はばかげている——どのみちこの状況になるんだ！」。この「不安にやられる前に不安をやっつける」方法は、人によって効果を発揮します。

古くからある怒りの身体的表現テクニックには以下のような方法があります。

- 両手のこぶしでまくらを殴る。
- まくらの中に叫ぶ。あるいは窓を閉め切った車の中で叫ぶ。
- ベッドやソファをプラスチックのバットでたたく。
- 卵を浴槽に投げつける（残骸は洗い流す）。
- 薪割り。

他の人ではなく、何もない空間や物体に向けて怒りを表現することが重要です。このことをくれぐれも忘れないでください。誰かに怒りを感じたら、その人に何か言葉をかける前に、まず上記の方法でたまった怒りを身体的に放出しましょう。他人、特にあなたが愛する人たちへの言葉やからだを使った怒りの表現は、卒業しなければなりません。

すぐに楽しめることを体験する

怒りと不安が互いに相容れない反応であるのと同様に、不安状態と楽しい感情とは両立することができません。以下にあげた項目はいずれも不安、悩み、パニックなどの相殺に役立ちます。

- 大切な人あるいはパートナーにあなたの手を握ってもらい、からだを抱いてもらう（または背中をさすってもらう)。
- 温水でシャワーを浴びる。温かいお風呂につかる。
- 楽しい軽食または食事をとる。
- 性的な活動。
- ユーモラスな本を読む。あるいは喜劇映画のビデオを見る。

認知転換を試してみよう

以下のいずれかの選択は、考え方を変えることで悩みや不安思考を追いやるという点で効果的です。

- このことを楽しいと感じてもよいのだと考える。
- 問題解決を高次の存在にあずける。
- それが必ず過ぎ去っていくものであることを信じる。「これもいずれは過ぎ去っていく」と確信する。
- 考えた最悪のシナリオほどに最悪ではなさそうだと考える。
- 問題の解決を図ることが癒しと回復へ向かう道のりの一部であると考える。

- 自分を責めない。自分はベストを尽くしているのだからそれ以上のことはできない。
- 似たような不安を体験しているすべての人に共感する。自分ひとりではないことを忘れない。

コーピング声明

コーピング声明は、恐怖心から生まれる「もしも…」のひとりごとから、不安に対する自信あふれる落ち着いた態度の獲得へ向けてこころを方向転換させ、再訓練するために生み出されたものです。不安に襲われると人は誰でもより暗示にかかりやすく、こころに生じる「もしも…」思考への抵抗力が弱まります。そんなとき、自分に支持的で現実的な、こころを落ち着かせてくれる声明を発することができれば、こころはそちらを受け入れるはずです。時間をかけ、訓練をつむことでコーピング声明が自分のものになり、不安や悩みに直面したときは自動的にそれがこころに浮かぶようになります。コーピング声明には3つの種類があります。

①困難な状況に直面する前にその対策を立てるためのコーピング声明
②困難で恐ろしい状況に直面した際に用いるコーピング声明
③不安やパニックなどの不快感を相殺するためのコーピング声明

■恐怖状況との直面に備えるコーピング声明
今日は少しばかり快適ゾーンから外へ出てみよう。
この状況に不安を感じなくなるための方法を学ぶよい機会だ。
（　　　　）の恐怖に直面することが、そこから生まれる不安を克服する最良の道だ。
（　　　　）に直面するたびに恐怖からの解放に一歩ずつ近づいていく。
いまこの段階を経ることで、最終的に私が望む状態にたどりつくことができる。
この対処に正しい方法などない。結果がどうであれ受け入れよう。
実際にその状況になったら自分にはうまくやる自信がある。
何をやろうとベストを尽くせばよいのだ。
（　　　　）の恐怖に直面しようとしている自分を褒めてあげよう。
いざとなればこの状況から撤退する道は常にある。

■恐怖状況に入る時のコーピング声明
以前これを克服した経験がある。今回も大丈夫だ。
リラックスしてゆっくりいこう。いま焦る必要はない。
深刻な事態など起こるはずはない。

ゆっくり時間をかけてやれば問題はない。今日できるところまでよいのだから。
以前に成功したのだから今日もすべてうまくいく。
神様ではないのだから完璧にやる必要はない。
この状況に入っても自分がどこか別の平和な場所にいることを想像できる。
自分の不安レベルが私にはわかっている。いざとなればこの状況から撤退できる。

《閉じ込められたと感じたときのコーピング声明》
いまここから離れることができないからといって、閉じ込められたとは限らない。リラックスして、しばらくしたらここを離れよう。
閉じ込められたと感じるのはただの想像だ。リラックスしてこの想像を解放しよう。

■不安やパニックのための一般的なコーピング声明
この症状や感覚を自分はコントロールすることができる。
こうした感覚（感じ）は自分のコーピング技術を活用する開始の合図だ。
ゆっくりと時間をかければこの感じもどこかへ消えていく。
いまの私は大丈夫だと確信できる。

これはアドレナリンのせいだから数分すればおさまる。
しばらくすればおさまる。
私にはこれを乗り切る自信がある。
これは自分が想像しているだけで現実ではない。
相手はただの不安だ。そんなものに負けられるか。
不安が私に不快感を与えても、私を傷つけることはできない。
この感覚や感じに危険なものは何もない。
この感覚や感じに邪魔される必要はない。私はいつものように活動することができる。
これは危険ではない。
これはただの（不安な）考えにすぎない。それ以上のものではない。
だからどうした？

コーピング声明をカードに書いておく

あなたのコーピング声明がいつでも使えるように、気に入った声明文をいくつか選んでカードに書いておきましょう。そしてカードは財布や札入れに入れて持ち歩くか、車のダッシュボードに貼っておきます。不安症状が襲ってきたら、カードを取り出してそれを読みます。声明文の内容を自分のものにするためには、何度もコーピング声明を使って練習することが必要です。最終的にはそれらの声明が、不安の部分的原動力となる恐ろしい破滅的ひとりごとと交替します。コーピング声明の練習に費やす労力はそのとき報われるのです。

主張

コーピング声明には、前述のコーピング戦略とあわせて用いると不安をすぐに軽減できる力があります。主張もその点同様ですが、こちらは長期的にも効果的です。主張は、不安を永続的に生み続ける、長いあいだあなたが持ち続けた信念を変えるのに役立ちます。主張の目的は、不安経験に臨むための建設的で自信に満ちた態度を育むことにあります。それにより、不安の消極的犠牲者に甘んじることのない、不安を積極的に支配する態度を自分の中に育てることができます。パニック、恐怖、悩みなどに圧倒されて無力感にとらわれないように、不安克服へ向けた自己の能力への信頼をこの技法は涵養してくれるのです。

以下の主張文は、不安に与する中核的態度と信念を変える目的で作られたものです。1、2度これを読んでみても何も変わらないでしょう。しかし、数週間から数ヵ月毎日繰り返し練習すると、あなたの不安に対する基本的考え方が建設的方向に向かい始めます。最初はゆっくり、主張文を毎日1、2回読んでください。読むたびにその内容について考えます。さらによい方法は、主張文のリストを読み上げてテープに録音することです。その際には各主張文を読み上げた終わりに数秒の間をとります。こうして完成したテープをリラックスしながら1日1回聴き、自分自身と人生に対する肯定的で自信にあふれた態度を育てていきます。

▒否定的思考とそれに対抗する肯定的主張

【これには耐えられない】

これにもっとうまく対処できる方法を習得しよう。

【もしもこれがこのまま変わりなく続いたらどうなるのだろう?】

この問題にはその日その日で対処していこう。先のことまで考える必要はない。

【他人に比べると自分は不適格で能力がない】

進む道は人によって険しさが違って当たりまえだ。世間での業績が他人よりも少ないからといって人間としての価値が劣るものではない。

【どうして自分だけがこんな問題をかかえてしまうのだろう。他の人たちはもっと自由に人生を楽しんでいるようなのに】

人生は学校のようなものだ。理由はどうあれ、少なくともいまは自分により険しい道とより厳しいカリキュラムが与えられている。それは私に非があるからではない。むしろ逆境は強さを磨き深く思いやりのあるこころを育ててくれる。

【こんな状態にあるのはどうも不公平だ】

人生は世俗的には不公平にみえるものだ。より大きな視点からみればすべては計画どおり進んでいることがわかる。

【これにはどう対処してよいのかわからない】

これに対処する方法も、そしてまた人生に待ち受けるいかなる問題への対処方法も、ひとつずつ学んでいこう。

【自分は他人に比べてとても劣っているように感じる】

他人には他人のやりたいようにやってもらえばよい。最終的には、少なくともそれと等しい価値のある内的成長と変化の道を私は進んでいる。私が自分の中に平和を見出せば、それは他人にとってもよい贈り物になるだろう。

【毎日が困難な挑戦のように感じる】

私はいまもう少しゆっくり生きる方法を学んでいる。時間をかけて自分を磨こう。小さなことも怠らずに自己を養育していこう。

【自分はどうしていつもこうなんだろう。なぜ自分にばかりこんなことが起こるのだろう】

遺伝、幼少期の環境、蓄積したストレスなど、原因はたくさんある。原因を理解することは知性を満足させるだろうが、自分を癒すことはない。

【なんだかおかしくなりそうだ】

不安が強いときには自分の抑えがきかなくなるように感じるものだ。しかしその感じは実際に頭がおかしくなることとは何の関係もない。不安障害と、「おかしい」と言われる障害の範疇とのあいだには大きな距離がある。

【この問題とは一生懸命格闘しなければならない】

問題と格闘するのは無駄なことだ。むしろその時間を自己養育に割いたほうが人生の役に立つ。

【そもそもこんなふうになったのが間違いのもとだ】

この問題の長期的原因は遺伝と幼少期の環境にある。自分に責任はない。いまからは自分の責任で人生をよりよくしていくことができる。

抗不安主張

私は悩みを追いやる方法を習得している。

悩みや不安を抑える私の能力は毎日向上していく。

私は、恐怖よりも平和を選ぶ方法、悩みを大きくさせない方法を習得している。

私は意識的に自分の考えを選択する方法を習得している。そして自分に有利な役に立つ考えを選択する。

不安な考えが浮かんだら、時間をかけてリラックスし、それを解き放つ。

深いリラクセーションは恐怖から脱出するための選択の自由を私に与えてくれる。

不安は実体のない考えから生まれる。そんな考えなら私には追いやることができる。

どんな状況でもその実態をみば恐れることはない。

恐ろしい考えは誇張されるものだ。私には自分の意志でそれを消し去る力がついている。

リラックスして自分を不安から脱出させることが段々楽にできるようになった。

肯定的で建設的な考えに時間をとられて、悩みに時間を割くことができない。

自分のこころをコントロールし考えを選ぶ方法を習得している。

どんな状況にも対応できることがわかったので自分に自信がついてきた。

私の人生からは恐れが分解して消えていきつつある。私は平静で自信に満ち安定している。

人生をゆっくり楽に過ごそうと考えたことで、私は人生に安らかさと平和を見出せるようになった。

リラックスし自分を安定させる力がついたことで、恐れることなど何もないことがわかった。

どんな状況もコントロールできることがわかって、どんどん自分に自信が湧いてくる。

恐怖を克服するためのシナリオ

以下に紹介するシナリオはテープなどに録音して聴くと効果があります。ゆっくりと読むことを忘れないでください。

恐怖に注目することは恐怖を勢いづかせるだけだ。充分にリラックスすれば、私には注意を向ける対象を変えることができる。優しくて自分の助けになる建設的な考えにこころを向けることができるのだ。私には恐怖思考を追い払うことはできない。それと格闘することは相手をどんどん大きくする。その代わり、より平和で静かな考えと環境に私はこころを向けよう。そうすることで恐怖よりも平和を私は選ぶのだ。平和を選ぶたびに平和が自分の人生の一部となっていく。訓練をつめばこころの方向を変えることができるようになる。恐怖へ向ける注意を少なくする方法を私は学ぶ。恐怖から生まれる考えよりも、健全で役に立つ考えを選ぶ能力がどんどん強くなっていく。

時間をかけてリラックスし、自分の奥底にある常に平和な場所と結合しよう。

時間をかけてこれを行うことで、恐怖思考から距離をおくことができる。恐怖思考よりもさらに大きく広い場所へ自分のこころが広がっていく。恐怖は狭くて小さなこころの焦点を要求するのだ。リラックスし瞑想を行うことで、こころが充分深く大きくなり、恐怖を超越することができる。私には恐怖から生まれる考えが、危険や脅威を誇張していることがわかる。私が直面する危険の実体は、ほとんどの場合非常に小さい。もちろん人生から危険を完全に取り去ることなどできない。物質界に存在する肉体は危険にさらされざるを得ない。天上界でのみ恒久的に危険のない状態が与えられるのだ。いまは、危険を実際以上に大きく誇張する自分を理解しつつある。恐怖には、危険の過大視と自分の対処能力の過小視の両方が常についてまわる。恐怖思考を時間をかけて念入りに調べると、ほとんどの場合それが非現実的なものだとわかるはずだ。いろいろな状況で真実を見分けることができるようになれば、それが危険だとは思わなくなるだろう。恐怖思考を真実の考えに置き換える練習をかさねることで、最終的に恐怖思考が消えていくに違いない。何かを不安に思うたびに、私は恐怖思考の非現実性を理解し、それをやりすごすことが容易になるはずだ。大切なことは恐怖を勢いづかせないこと、それについてあれこれ考えてエネルギーを与えないことなのだ。その代わり、注意を他の楽しいことに向ける。友達との会話、自分を励ます読書、手作業、テープを聴くこと、あるいはその他の恐怖から注意をそらす活動だ。訓練をつむことで恐怖思考にとらわれることなく距離を置くことができるようになる。私はいまや自分のこころの主人であり、犠牲者ではない。恐怖に対してより多くの選択肢をもつことを学んだ。そこに入ることも、そこから出ることも自由自在だ。時間をかけて、そこから出られる方法を学んだのだ。私の人生はより平安で静かなものになった。結果として社会の平和にも貢献している。

参考資料

●不安に関する参考図書

Antony, Martin, and Richard Swinson. 2000. *The Shyness and Social Anxiety Workbook*. Oakland, Calif.: New Harbinger Publications.

Beckfield, Denise F. 1998. *Master Your Panic and Take Back Your Life*. Second Edition. San Luis Obispo, Calif.: Impact Publishers.

Bourne, Edmund J. 1998. *Healing Fear*. New York: Fine Communications.

Bourne, Edmund J. 2000. *The Anxiety and Phobia Workbook*. Third Edition. Oakland, Calif.: New Harbinger Publications.

Bourne, Edmund J. 2001. *Beyond Anxiety and Phobia*. Oakland, Calif.: New Harbinger Publications.

Copeland, Mary Ellen. 1998. *The Worry Control Workbook*. Oakland, Calif.: New Harbinger Publications.

Feniger, Mani. 1998. *Journey from Anxiety to Freedom*. Rocklin, Calif.: Prima Publishers.

Foa, Edna, and Reid Wilson. 1991. *Stop Obsessing: How to Overcome Your Obsessions and Compulsions*. New York: Bantam.

Hyman, Bruce, and Cherry Pedrick. 1999. *The OCD Workbook*. Oakland, Calif.: New Harbinger Publications.

Rapee, Ronald. 1998. *Overcoming Shyness and Social Phobia*. Northvale, N.J.: Jason Aronson.

Ross, Jerilyn. 1994. *Triumph over Fear*. New York: Bantam.

Zeurcher-While, Elke. 1998. *An End to Panic*. Second Edition. Oakland, Calif.: New Harbinger Publications.

●運動に関する参考図書

Brems, Marianne. 1987. *Swim for Fitness*. San Francisco: Chronicle Books.

Cooper, Kenneth H. 1977. *The Aerobic Way*. New York: M. Evans and Company.

Fixx, Jim F. 1980. *Jim Fixx's Second Book of Runnnig*. New York: Random House.

Gale, Bill. 1979. *The Wonderful World of Walkinig*. NewYork: William Morrow.

Gaston, Eugene A, and David L. Smith. 1979. *Get Fit with Bicycling*. Emmaus, Pa.: Rodale Press.

Hittleman, Richard. 1983. *Yoga for Health*. New York: Ballantine Books.

Sorenson, Jacki. 1979. *Aerobic Dancing*. New York: Rawson Wade.

Spino, Mike. 1979. *Beyond Jogging: The Inner Space of Running*. New York: Pocket Books.

Thomas, Grcgory S. 1981. *Exercise and Health: Evidence and Implications*. New York: Oelger, Shlager, Gunn & Hain.

Wiener, Harvey S. 1980. *Total Swimming*. New York: Simon & Schuster.

●栄養に関する参考図書

Balch, James, and Phyllis Balch. 1997. *Prescription for Nutritional Healing*. Second Edition. Garden City Park, N.Y.: Avery Publishing Group.

Bender, Stephanie. 1989. *PMS: Questions and Answers*. Los Angeles: Price Sloan.

Bloomfield, Harold. 1998. *Healing Anxiety with Herbs*. New York: HarperCollins.

Cass, Hyla, and Terrence McNally. 1998. *Kava: Nature's Answer to Stress. Anxiety, and Insomnia.* Rocklin, Calif.: Prima Health.

Dufty, William F. 1993. *Sugar Blues*. New York: Warner Books.

Haas, Elson M. 1992. *Staying Healthy with Nutrition*. Berkeley, Calif.: Celestial Arts.

Mindell, Earl. 1979. *Vitamin Bible*. New York: Warner Books.

Mindell, Earl. 1992. *Herb Bible*. New York: Simon and Schuster/Fireside Books.

Robbins, John. 1987. *Diet for a New America*. Walpole, N.H.: Stillpoint Publishing.

Weil, Andrew. 1995. *Natural Health. Natural Medicine*. New York: Houghton Mifflin.

Weil, Andrew. 2001. *Eating Well for Optimum Health*. New York: Quill.

Wurtman, Judith. 1988. *Managing Your Mind and Mood through Food*. New York: Perennial Library.

●シンプルな生活に関する参考図書

Eisenson, Marc, Gerri Detweiler, and Nancy Castleman. 2001. *Stop Junk Mail Forever*. Elizaville, N.Y.: Good Advice Press.

Elgin, Duane. 1993. *Voluntary Simplicity*. New York: William Morrow.

Fanning, Patrick, and Heather Garnos Mitchener. 2001. *The 50 Best Ways to Simplify Your Life*. Oakland. Calif.: New Harbinger Publications.

Mundis, Jerold. 1990. *How to Get Out of Debt. Stay Out of Debt, and Live Prosperously*. New York: Bantam Books.

Schecter, Harriet. 2000. *Let Go of Clutter*. New York: McGraw-Hill Trade.

St. James, Elaine. 1994. *Simplify Your Life*. New York: Hyperion.

●自分を励ます参考図書

Beattie, Melody. 1990. *The Language of Letting Go*. New York: Harper/Hazelden.

Bloch, Douglas. 1990. *Words That Heal*. New York: Bantam.

Borysenko, Joan. 1994. *Fire in the Soul*. New York: Warner Books.

Caddy, Eileen. 1996. *Opening Doors Within*. Forres. Scotland: Findhorn Press Ltd.

Chopra, Deepak. 1995. *The Seven Spiritual Laws of Success*. San Rafael, Calif.: Amber-Allen Publishing.

Hay, Louise. 1984. *You Can Heal Your Life*. Santa Monica, Calif: Hay House.
Jampolsky, Gerald. 1979. *Love Is Letting Go of Fear*. Berkeley, Calif.: Celestial Arts.
Miller, Carolyn. 1995. *Creating Miracles*. Tiburon. Calif.: H. J. Kramer, Inc.
Redfield, James. 1993. *The Celestine Prophecy*. New York: Warner Books.
Rodegast, Pat. 1985. *Emmanuel's Book*. New York: Bantam.
Roman, Sanya. 1989. *Spiritual Growth*. Tiburon, Calif.: H. J. Kramer.
Tolle, Eckhart. 1999. *The Power of Now*. Novato, Calif.: New World Library.
Walsch, Neale. 1996. *Conversations with God. Book 1*. New York: Putnam.
Williamson, Marianne. 1994. *Illuminata*. New York: Random House.
Zukav, Gary. 1990. *The Seat of the Soul*. New York: Fireside Books.

●リラックス音楽

以下に紹介するアーティストの作品にはいずれもすぐれたリラックス効果があり、お勧めです。

William Ackerman
Jim Brickman
Steve Halpern
Mechael Jones
David Lanz

George Winston

Windham Hill や Narada レーベルから発売されている作品。

クラシック音楽の好きな方には Virgin Records から発売されている〝The Most Relaxing Classical Album in the World...Ever!〟がお勧めです。

上記アーティストのCDやミュージックテープは Borders や Barnes and Noble などの書店あるいは Amazon.com などで「ポピュラー音楽」のカテゴリーから探してください。

●ウェブサイト

www.adaa.org　全米不安障害協会のサイトです。消費者情報、専門化情報、伝言板、チャット、ジップコード別の専門家リストなどが参照できます。

www.algy.com/anxiety　不安、パニック、トラウマ、ストレス、強迫性障害などの検索エンジンです。

www.healingwell.com/anxiey　不安・パニック情報センターのサイトです。基礎情報、ニュースレター、記事、個人体験記、伝言板、チャットなどが参照できます。

す。

●追加のヒエラルキー

《グループ恐怖症》

必要に応じて最初はすべての手順を支援者に同行してもらって行い、最終的にはひとりで行います。

①知りあいの少人数グループの輪に入り会話に参加することなく3～5分そこにとどまります。

②上記①と同じですが、何か発言します。自分の名前を言うだけでもよいでしょう。

③上記①と同じですが、とどまる時間を10分に伸ばします。何か簡単な言葉をかけます。

④上記①と同じですが、最低10分間とどまります。自分の意見を1分で発表するか簡単な会話をします。

⑤上記④と同じですが、とどまる時間を30分にします。自分の意見を5分かけて発表します。

⑥上記①～⑤を、知り合いが2、3人いる大人数のグループで行います。

⑦上記①～⑤を、知り合いがいない少人数のグループで行います（支援者は同行）。

⑧上記①～⑤を、知り合いがいない多人数のグループで行います（支援者は同行）。

⑨上記①～⑧を、支援者の同行なしにひとりで行います。

《飛行機恐怖症》
最初はすべての手順を支援者に同行してもらって行い、最終的にはひとりで行います。

①空港のそばまで行き、周囲をドライブします。
②空港の駐車場に車を止め、ターミナルビルに入り、1～10分のあいだそこにとどまります。
③（セキュリティ上無理かもしれませんが）可能であれば事情を説明し、搭乗ゲートまで行き、椅子に1～10分腰かけます。
④可能であれば事情を説明し、駐機中の飛行機内の座席に5分ほど座ります。
⑤駐機中の飛行機からいったん外に出ます。そして再び中へ入ります。今回は飛行機のドアを閉めてもらいます。
⑥20分から30分の短時間の飛行を行います。
⑦1時間から2時間の飛行を行います。
⑧3時間から5時間の長時間の飛行を行います。

通常上記④および⑤は、大規模空港での公式な飛行機恐怖症改善プログラムの一環に組み込まれています。もしこうしたプログラムが用意されていない場合は、事情を説明し、民間空港で行われる飛行訓練などで使用する小型機を利用してください。

《スーパーマーケットでの買い物恐怖症》

必要に応じて最初はすべての手順で支援者を同行させ、すぐそばあるいは店内にいてもらい、次には外にとめた車に支援者を待たせて行います。最終的にはこれをひとりで行います。

①車を駐車場に止め、その中からスーパーの建物を眺めます。
②店のドアの前まで行き、そこに1～5分とどまります。
③ドアを出たり入ったりします。
④ドアを開けて中に入り、そこに1～5分とどまります。
⑤店の半ばまで入り、そこに1～5分とどまります。
⑥店の奥まで歩いていってそこに1～5分とどまります。
⑦店に5～10分とどまり、いろいろな売り場をまわります。
⑧店に10分～30分とどまります。
⑨1点だけ何か品物を買い、エクスプレスカウンター（品数の少ない客専用のレジ）で清算します。
⑩2、3点買い物をして、1人または2人程度順番待ちをしているエクスプレスカウンターで清算し

ます。

⑪3点以上の買い物をして、2人以上順番待ちをしているエクスプレスカウンターで清算します。

⑫3点以上の買い物をして、通常のレジで清算します。

⑬上記⑫と同じですが、買い物の点数を5〜10とします。

⑭上記⑫と同じですが、買い物の点数を10〜20とします。

文献

Bain, J. A. 1928. *Thought Control in Everyday Life*. New York: Funk and Wagnalls.

Benson, Herbert. 1975. *The Relaxation Response*. New York: William Morrow.

——. 1984. *Beyond the Relaxation Response*. New York: Times Books.

Bourne, Edmund J. 2000. *The Anxiety and Phobia Workbook*. Third Edition. Oakland, Calif.: New Harbinger Publications.

——. 2001. *Beyond Anxiety and Phobia*. Oakland, Calif.: New Harbinger Publications.

Copeland, Mary Ellen. 1998. *The Worry Control Workbook*. Oakland, Calif.: New Harbinger Publications.

Elgin, Duane. 1993. *Voluntary Simplicity*. New York: William Morrow.

Jacobson, Edmund. 1974. *Progressive Relaxation*. Chicago: The University of Chicago Press, Midway Reprint.

Sears, Barry. 1995. *The Zone*. New York: HarperCollins.

Wilson, Reid. 1996. *Don't Panic*. New York: HarperCollins.

訳者あとがき

本書では、行動、態度、ライフスタイルなどから生じる不安要因への対応を中心に各章を10のテーマに分け、からだとこころをリラックスさせる筋肉弛緩法、腹式呼吸法、視覚化法、瞑想、正しい食事、運動、暴露療法など、誰にでもできる実践的な不安と恐怖症の対処法を紹介している。住宅事情などで日米間の差はあるものの、シンプルな生活の勧めでは日本の現状にも充分あてはまる提言が少なくない。大げさに考えがちな思考を不安の数値化などで現実に適合させ歪みをとる方法も、いかにも米国式でなるほどと思わせてくれる。しかし何よりも本書が最後まで読む者のこころをとらえて放さないのは、

「読者が人々の模範となることによって周囲に対しても貢献できるよう願っています」

との序文の結びにもあらわれている著者の誠実さゆえであろう。

私にとっての意外な発見は、自己養育にあった。自分だけのために何かをしよう、受け取ったら楽しいと思う手紙を自分宛に書いて郵送しよう、特別な料理をつくってひとりで楽しもう、そう書

かれたくだりに触れて、当初は見過ごしていた、

「自分自身との愛情関係を築き上げることは、他人との親密な関係を育てることとそう大きな違いはありません」

という冒頭の言葉が大きな意味をもち始めたのだ。それはまるで思いもかけないところで、いままで充分に頑張ってきたじゃないか、もっと自分に優しくしたらどう？と諭されたようで、うれしかった。そう、いたわりのない愛情は成立しない。もっと自分に優しくしよう。自分をいたわることはけっして贅沢ではないのだから。

世の中に悩みや心配ごとはつきもの、と言うだけでは何も解決しない。本書はあらゆる層の読者に人生を前向きに生きる自信と勇気を与えてくれるに違いない。ときに辟易する米国人の強い自己主張の裏には、こんな隠しワザがあったのかとあらためて懐の深さに触れた思いがする。

林　建郎

《著者紹介》

エドムンド・J・ボーン博士（Edmund J. Bourne, PhD）は，過去 20 年間不安障害および関連する障害の治療を専門に行ってきました。彼は長年，カリフォルニア州サンノゼおよびサンタローザの不安治療センターのディレクターを務めています。彼の著書 *The anxiety and Phobia Work-book* および *Beyond Anxiety and Phobia* は不安のワークブックとしてベストセラーになり，世界中の数多くの人々に読まれています。ボーン博士はハワイ州とカリフォルニア州に住まいと診療所をもっています。

ローナ・ガラノ（Lorna Garano）は，カリフォルニア州オークランド在住のフリー・ライター兼編集者。

《訳者略歴》

野村総一郎（のむら そういちろう）

1949年　広島県生まれ

1974年　慶応義塾大学医学部卒業，医師資格取得

1985-87年　テキサス大学，メイヨ医科大学精神医学教室留学

1993年　国家公務員等共済組合連合会立川病院神経科部長

1997年　防衛医科大学校教授（医学博士）

著書：『いやな気分よ、さようなら増補改訂第2版』，『フィーリングGoodハンドブック』，『バイポーラー（双極性障害）ワークブック』，『うつ病の再発・再燃を防ぐためのステップガイド』，『もういちど自分らしさに出会うための10日間』，『もう「うつ」にはなりたくない』（以上，星和書店）

林　建郎（はやし たけお）

1948年 東京都生まれ

1970年 上智大学外国語学部英語学科卒業

1970-1999年 一部上場企業の海外駐在員として勤務

現在　精神医学・科学技術専門翻訳家（英語，仏語）

訳書：『抗精神病薬の精神薬理』，『抗うつ薬の時代』（星和書店，共訳）他

不安からあなたを解放する10の簡単な方法

2004年10月16日　初版第1刷発行

2011年5月28日　初版第2刷発行

著　者　エドムンド・J・ボーン，ローナ・ガラノ

訳　者　野村総一郎，林　建郎

発行者　石澤雄司

発行所　株式会社 星和書店

〒168-0074　東京都杉並区上高井戸1-2-5

電話　03（3329）0031（営業部）／03（3329）0033（編集部）

FAX　03（5374）7186（営業部）／03（5374）7185（編集部）

http://www.seiwa-pb.co.jp

Printed in Japan　ISBN978-4-7911-0554-0